養生保健 49

袁了凡
靜坐要訣

明・袁黃　著

嚴蔚冰　整理

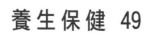

大展 出版社有限公司

袁了凡靜坐要訣

壬辰吉日 覺醒

覺醒大和尚簡介

1970年5月生，遼寧錦西人，1985年依上海玉佛寺監院欣一法師出家，同年5月於玉佛寺受三壇大戒。

1985年9月至1991年7月在上海佛學院學習，受到眞禪等長老的稱讚。1999年11月榮升上海玉佛寺方丈，2002年9月當選爲中國佛教協會副會長，2003年11月當選爲上海市佛教協會會長。

感悟生命整體觀

——《袁了凡靜坐要訣》序

《黃帝內經·上古天眞論篇第一》曰：「上古之人，其知道者，法於陰陽，和於術數，食飲有節，起居有常，不妄作勞，故能形與神俱，而盡終其天年，度百歲乃去。」一直以來養生的關鍵都在於建立正確的生命整體觀，現代人如何養生，嚴蔚冰先生給出了一個很好的參考。

與嚴蔚冰相識逾二十年，深感其爲人謙厚，虛心學習，不局限於一門一術，在不斷的學習和實踐中所證悟的所得。另一點給我印象

深刻的是嚴蔚冰尊重師承、尊重經典，不自詡、妄言，這在當下是尤其難能可貴的。

近幾年來，嚴蔚冰每年都有一些進步。04年來，古本《易筋經》先後在香港、臺灣、上海出版發行。09年嚴蔚冰傳承的「古本易筋經十二勢」申報為上海市非物質文化遺產。2010上海世博會，嚴蔚冰帶領86名上海市易筋經社區輔導員在世博園中國元素區進行了為期一週的展演。2010年，又在臺灣和上海出版了《達摩洗髓經》。在整理出版導引學專著的同時，嚴蔚冰著力於長三角地區的導引養生社會化科普工作，市、區科協的大力支持。2011年在上海市科協的支持下成立了國內唯一的導引醫學科研機構：上海傳承導引醫學研究所。2012年人民軍醫出版社又出版了科普版的《古本易筋經十二勢》，如今嚴先生整理的《袁了凡靜坐要訣》，又將在臺灣和上海出版發行，實在是

值得關注和慶賀。靜坐是有益身心健康的導引養生法。儒釋道醫四家對靜坐都是重視的，凡有成就者都是在心靜的狀態下智慧顯現，俗稱「靈感」。

中華導引學經典理論認爲：「心」和「身」是構成人體生命的兩大要素，缺一不可，人體生命的最佳狀態應該是：「心全於中，形全於外」（《管子》），心和身都應該全面健康。所謂的「形全」就是在「心」的主導下，內而五臟六腑，外而四肢百骸，通過經脈十二，絡脈十五，把整體聯繫起來，使五臟堅固、血脈調和、肌肉鮮利、皮膚緻密。營衛之行不失其常，呼吸微徐，氣以度行，六腑化穀，津液布揚。（《靈樞》）

由此可見，修身應先行導引，以袪病築基。嚴蔚冰以《易筋》強筋壯骨，以《洗髓》洗滌心靈，以《靜坐》感悟生命的整體觀。次

第清晰，進階有基，兼具科學性和完整性。堪稱大道至精至簡。故樂意爲之作序。

林中鵬

壬辰年秋末書於北京

目　錄

感悟生命整體觀 ………………………… 5

前　言 …………………………………… 13

1. 什麼是靜坐？ ……………………… 17

2. 靜坐──身心調節的妙法 …………… 20

3. 靜坐法的傳承與演變 ……………… 23

《靜坐要訣》 …………………………… 29

原序……明‧袁黃 …………………… 30

校刊緣起……民國‧性懷和尙 ……… 33

一、辨志篇 …………………………… 37

二、豫行篇 …………………………… 41

三、修證篇 …………………………… 47

四、調息篇 …………………………… 65

五、遣欲篇 …………………………… 81

六、廣愛篇 …………………………… 87

傳承與心得 ………………………… 91

緣　起 ………………………………… 92

第一、袁了凡靜坐法 ………………… 101

第二、靜坐與環境 …………………… 113

　　1. 營造靜坐的環境 ……………… 114

　　2. 敷設靜坐位 …………………… 115

第三、靜坐前的功課 ………………… 118

第四、靜坐與飲食 …………………… 121

第五、靜坐與睡眠 …………………… 124

第六、靜坐入門 ……………………… 126

　　1. 從繁忙中解脫出來 …………… 127

2. 上座前後的準備 ……………… 130

3. 靜坐時身形調整 ……………… 138

第七、對治靜坐障礙 ……………… 152

第八、靜坐與坐禪 ……………… 161

第九、《袁了凡靜坐要訣》之心法 …… 164

第十、靜坐之禁忌 ……………… 166

附　錄 ……………………………… 167

《攝生三要》簡介 ……………… 168

《攝生三要》 ……………………… 170

一、聚　精 ……………………… 170

二、養　氣 ……………………… 174

三、存　神 ……………………… 179

後　記 ……………………………… 185

前　言

　　數十年來，筆者一直努力地學習和實踐各種養生、健身的方法，期間得到了諸多前輩、大德的指點與教導，每思及此，常感因緣殊勝。隨著年齡增長，余雖駑鈍，卻也常有朋友、晚輩向我討教所謂的「養生、健身」秘訣。與他們交流後發現他們對中國傳統文化的興趣不可謂不深，之所以不能得其門而入的緣由，或因缺乏傳承、一知半解；或因偏求理法、未嘗踐行；更有將養生事以爲時尚，不循規矩，進階無基，以致終無所成，甚至反指所學之法虛妄不實。此誠可歎也。

　　有鑒於此，余遍思所學，期望能有一法，

既有傳承之實證，又能爲現代人所理解、接受和使用。

　　但凡歷經傳承而不滅之法皆有其精妙之處，然而，近幾十年來的社會快速發展和變遷，人們的生活與工作皆與以往大不相同，要爲當下的社會主流人群所接受和使用，就需要符合安全，見效快，易堅持的要求。

　　若要達到以上三條，就是既要理法精要完備，又要技法簡單易行。那只有在傳承的技法上去尋找，傳承的養生技法注重傳承和繼承，所謂傳承就是歷代學人的實踐與心得，所謂繼承則需要有完整的理論體系和簡便易行的方法，如此才能逐漸融入到生活中去，生活化的養生內涵既不能脫離經典，又要讓現代人接受，就有一個傳承與創新的問題。

　　古人云：「大道至精至簡。」所謂的「精」就是出自經典，非經不精；「簡」就是

回歸自然與生活規律。現在人們常說的養生之道，古代稱作衛生，或生生之道，「衛」即保衛、護衛之意，「生」即生命與生活，若將正確的有益於生命的觀念和方法融入到生活和工作中去，這才是真正的養生之道。

現代養生，必須要瞭解現代人，以及他們所受的教育和生活工作環境等，現代人的特點是「快」和「忙」，快是生活工作節奏，忙是生理、心理的具體表現。現代人崇尚科學，因此，教學中還常常需要將中華傳統文化與現代科學理論相互印證，以加深理解。

本書介紹的靜坐法是一種有著悠久歷史的特殊養生方法。現代人對此法或是只知其名，不知其用。或是推崇備至，引為時尚。那麼靜坐法到底有什麼用，又怎麼來用呢。

2004年至今，筆者將傳承的導引術《易筋經》和動靜相兼的《洗髓經》以及《袁了凡靜

坐要訣》分三部整理出版,是因為此三法,需循序漸進,以為築基之階梯。

《易筋經》是為了解決筋骨柔弱的導引術,用以內強外壯,強筋壯骨,即所謂「易筋以堅其體」。《洗髓經》則對從事腦力勞動者甚有幫助,可以使注意力集中,即所謂「洗髓以清其心」。而靜坐之法歷來為儒家、道家、釋家所重,素有「靜定以開啓智慧之門」的說法。

本書名為《袁了凡靜坐要訣》,是在參照袁了凡先生、丁福保居士、蔣維喬先生的相關著作以及《小止觀》、《六妙法門》等經典的基礎上,以袁了凡先生所著《靜坐要訣》為藍本,結合筆者自身傳承與心得,整理而成。

根據之前的教學經驗,我發現當下最需要瞭解健身和養生方法的人群不是老年人,而是所謂的60後、70後、80後,在社會,他們是構

建社會各個行業的基石和支柱，在家裏他們上有老，下有小，同樣是家庭的頂樑柱。雙重的壓力和快節奏的工作和生活下，他們的身心健康狀況確實不容樂觀。

為了便於他們學習、使用和堅持。筆者在整理本書時數易其稿，儘量考慮此類人群的生活、學習和工作狀況，又在書中撰文介紹針對靜坐前的準備功課，靜坐與飲食、睡眠、環境的關係等學習、使用中大家普遍比較關心的問題。希望能以此法為他們提供一種養生、健身的方法。讓他們學會忙裏偷閒，用簡單易行的靜坐法來改變自己的身心狀態。

1. 什麼是靜坐？

現代人對靜坐法瞭解甚少，而現代人的生活和工作又是以坐為主，尤其是生活在城市裏

的人，無論在家，還是出門在途中，或到工作的單位，絕大多數的時間都是坐著的，學生更是如此，那麼還需要專門去學習靜坐法嗎？古老的靜坐法對生活在現代化城市裏的人們還有用嗎？答案是肯定的。

目前在城市裏生活的人群，尤其是從事腦力勞動的人，太需要靜坐法了，靜坐法可以對治普遍存在的心理問題和神經系統疾病，能改變和擺脫當下的焦慮、抑鬱和浮躁狀態，靜坐法可以讓我們的身心及時消除疲勞，讓身心逐漸安靜下來，只有在身心都安靜下來後，人的良知和潛能（真正的智慧）才能顯現，而一個身心健康、兼具良知和智慧的人，處世爲人自然也會比其他人要容易許多。

實際上，靜坐不同於平時休息時坐著，更不是坐在那裏打瞌睡，而是在清醒寧靜狀態下身心合一的體驗。靜坐歷來是學者和修行人一

件啓迪智慧、體悟生命的上妙法門。

　　初學靜坐時，應按照靜坐法的要求去做，規範的坐姿能使人體氣血運行得到改善，與此同時專注於自己的呼吸，讓散亂的心思收於內，逐漸的生理也會隨之改變。我們知道呼吸是連接身心之間的橋樑，當呼吸和順時身體會放鬆、心理也會逐漸趨於平和。

　　中醫學認爲，肺朝百脈。靜坐時刻意的呼吸吐納，能調和人體百脈。現代人總是憂慮空氣不好，卻又不得不整天窩在裝有空調的房間內。因此更需要刻意鍛鍊呼吸，借助於此來改善人體的內環境。當人體的氣血循環改善後，會直接影響人的心腦，心腦供血供氧充足了，我們的思維自然清明。

　　因此，我們也可以將靜坐法簡單的概括爲一種使我們身體與精神歸於和諧統一的養生方法。

2. 靜坐──身心調節的妙法

筆者特別關注中青年人群的身心狀況，在30多年前，很多老職業被淘汰，與此相應的職業病研究機構和職業病治療機構也隨之關（閉）、停（業）、（合）併、轉（業）。

近十餘年來，新興的產業迅速發展起來，而這些轉型後在新興產業的從業人員，從上崗那天起就被新職業病所困擾，將近30年過去了，新職業病的防治與研究似乎始終無人問津，以致出現了很多高危行業，以及在這些行業中工作的人，這些人整天埋頭工作，不知不覺地成了新弱勢群體。

如當今最令人羨慕的金融證券業，若能在一線工作滿5年，那就算是有貢獻的老職員了，可以得到獎勵。高危行業的員工以透支生

命為代價，亞健康、心理障礙、過勞死等名詞，成為他們的影子始終形影相隨。

筆者早年曾從事過職業病和勞動保護等相關的工作，一直以來關注新產業給從業人身心健康所帶來的危害，運用中醫學導引術的原理，根據金融業和辦公大樓公司白領的工作環境和特點，專門設計了兩組《導引養生工間操》（不是仿自前蘇聯的廣播體操），經過幾年的實施，效果是出乎意料的受歡迎。

《導引養生工間操》的技法大多取材於《達摩易筋經》、《洗髓經》和《袁了凡靜坐要訣》等，導引技法針性強，若能在工作間隙忙裏偷閒做上3至5個導引動作，可以及時消除工作時所產生的身心疲勞，能防止工作差錯，提高工作效率，有些機構還發現能和諧員工間的關係。

導引術的特點是疏筋理氣和行氣活絡，是

在動態中求鬆求靜，與此相反《袁了凡靜坐要訣》則是在靜態中培元養氣，以達到安神補腦之功效。《靜坐法精義》說：「靜中得力，方是動中真得力。動中得力，方是靜中真得力。」動與靜兩者之間有相得益彰之妙，很多受益者已經開始學習《達摩易筋經》和《洗髓經》，也有為數不少的人在參加各種靜坐或禪修，靜坐法是一門既簡單又複雜（是因為人複雜）的學問，如果沒有有實證經驗的明師指點，入門是有一定難度的，要想掌握靜坐要訣絕非易事。

從近代中國和日本學習靜坐法的人士來看，靜坐之法有道家的內容，也有儒家和佛家的內容，再往上溯靜坐之法脈，可以追溯到明代袁了凡的《靜坐要訣》。

筆者依《靜坐要訣》實踐，比較安全可靠，也著手整理《袁了凡靜坐要訣》，現將

《達摩易筋經》、《洗髓經》、《袁了凡靜坐要訣》作爲身心健康鍛鍊的方法推薦給大家，《達摩易筋經》、《洗髓經》、《袁了凡靜坐要訣》三者互爲次第，若能得此養生法要，身心健康是有保障的，希望大家能夠從中找到一套適合自己的方法，儘快從快節奏的生活和工作中解脫出來，享受人生，享受生活。

3. 靜坐法的傳承與演變

其實凡是言及養生，無不涉及靜坐，靜坐一法看似簡單易行，但若要真正深入卻是難以探其究竟，古往今來靜坐法是一切注重修養的人必須要實行的，據古代文獻記載，古人修習靜坐，大多爲內求良知，啓迪智慧。而體弱多病者，則是想透過靜坐法祛病延年。

近代以靜坐之法對治當今快節奏的生活，

是再合適不過了，靜坐時可以暫時從快節奏的生活中解脫出來，有益於身心健康，靜坐法是人人都可以做到的修養身心的一種簡便方法，其最基本的功效可以澄清思慮，增進健康，超凡脫俗。

最近幾年人們對非物質文化遺產的重視，表現在讀經典，唱昆曲、彈古琴，穿改良過的漢服與唐裝等。傳承與創新顯然是不矛盾的，靜坐法亦是如此，只要如法，又能把握住分寸，當是有益身心的。

學習靜坐法並非一朝一夕的事，而是終生要做的事，切記執著。近代《靜坐法》的推廣是由蔣維喬和丁福保二位學者身體力行發起的，蔣維喬先生在1917年冬月完成了《因是子靜坐養生法》，與蔣維喬先生同時代的佛學家丁福保在1920年6月著《靜坐法精義》。

蔣維喬先生中年時看到日本國流行的《岡

田式靜坐法》，作者岡田說是他自己發明的，
這就激起了蔣維喬先生要寫一本適合於當代人
的靜坐書籍，參閱了道家養生的理念和方法，
不言陰陽五行、坎離鉛汞等術語，運用現代心
理學和解剖學的原理寫靜坐法，大受國人歡
迎，後來著作的《續篇》，完全依於佛家經
典。

而佛學家丁福保則是窮經溯源從《大智度
論》和《小止觀》上找理論和方法，但從其靜
坐理法上來看都源自袁氏《靜坐要訣》，丁福
保先生強調：「據此則知靜坐確有口訣。若獲
其訣，即有事半功倍之益也。」（《靜坐法精
義》序）。

丁福保先生和蔣維喬先生都是大學問家，
他們亦是近代有修有證的修行人，丁福保先生
所寫靜坐法，最重要的貢獻是從現實追根溯源
回到了經典裏，又用世人容易接受的「問答

體」和健康科普的形式來推廣。

人們知曉丁福保先生多是其編著的《佛學大辭典》（上、下冊），對其醫藥衛生方面的專長瞭解甚少，《靜坐法精義》的流通也不廣。蔣維喬先生對靜坐法是身體力行，因此《因是子靜坐養生法》一版再版，學習靜坐法關鍵是要有修證的明師指點，並且要依照一個正確的法本。

袁了凡最為著名的著作，就數在宗教界廣為流通的《了凡四訓》，了凡公是吳江人（今江蘇省），後入嘉善（今浙江省），享年74歲。聽說袁氏子孫依祖傳四訓，已成為一個旺族。2001年在中國，達式常、陳曉旭拍攝了四集電視劇《了凡四訓》，其後人也為自己是了凡公的後代而感到驕傲，在嘉善還立有了凡公半身銅像。

學習靜坐法依照袁了凡的《靜坐要訣》是

比較可靠的，因其得雲谷大師之傳承，經過實證而寫成，如果能經常閱讀《袁了凡靜坐要訣》，一旦上座就規規矩矩入坐，不要胡思亂想，當「八觸」顯現後靜觀其變化即可，不要到處宣揚，一路坐下去是不會有錯的。

《論語》云：「取乎其上，得乎其中，取乎其中，得乎其下，取乎其下，則無所得。」筆者選擇袁了凡著《靜坐要訣》，是其法可信，其法可依，又比較容易上手，是對治當下浮躁與急功近利的一劑良藥，這應該是一種個人內在修養的傳承，也是一種實用養生文化的傳承，最顯而易見的是個人氣質的提升，難怪舊時的讀書人都有靜坐的習慣。

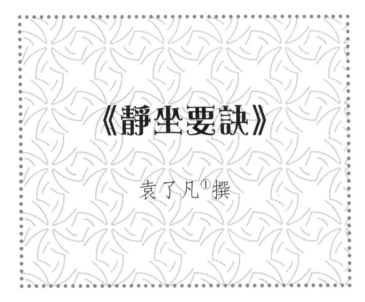

《靜坐要訣》

袁了凡[1]撰

《靜坐要訣》原序②

序

　　靜坐之訣，原出於禪門③，吾儒無有也。自程子見人靜坐，即歎其善學。朱子又欲以靜坐補小學，收放心一段工夫，而儒者始知所從事矣。

　　昔陳烈苦無記性，靜坐百餘日，遂一覽無遺。此特浮塵初斂，清氣少澄耳。而世儒認爲極則，不復求進，誤矣。

　　蓋人之一心，自有生以來，終日馳驟，逐物忘歸，動固紛紛，靜亦擾擾，稍加收攝，便覺朗然。中間曲折，無明師指授，不得肯綮，

或得少爲足，或反成疾患，余實哀之。大都靜坐之法，其修也，有從入之階；其證也，有得之實。一毫有差，永不發深禪定矣。

　　吾師雲谷大師，靜坐二十餘載，妙得天台遺旨，爲余談之甚備，余又交妙峰法師，深信天台之教，謂禪爲淨土要門，大法久廢，思一振之，二師皆往矣。

　　余因述其遺旨，並考天台遺教，輯爲此篇，與有志者共之。

袁　黃

【註】：

　①袁了凡：袁黃，字了凡，明代萬曆十四年（西元1586年）進士，曾任寶坻知縣（今河北省），兵部職方司主事。袁了凡博學，著述頗豐，養生著作有《靜坐要訣》、《祈嗣眞

詮》及從中摘出的《攝生三要》，其最著名的還是在佛教界廣為流通的《了凡四訓》，其本是吳江人（今江蘇省），後入嘉善（今浙江省）。享壽七十四歲。

②原序：《靜坐要訣》〈序〉，由袁了凡自序，〈原序〉是民國時期的性懷和尚整理時加上的。

③禪門：佛教名相，禪門亦名宗門，專指漢傳佛教之禪宗，修習禪定之門徑。

校刊袁了凡先生《靜坐要訣》緣起

緣　起

　　僕幼而多病，長仍孱弱，故於醫藥衛生諸書，每喜瀏覽，而古今之方法不同，中外之學說互異，愈慎重，愈易致疾，愈研求，愈無所適從。最後得《天然生活法》（無錫秦同培譯述，上海商務書館出版）及《粗食猛健法》（邳縣劉仁航譯，上海陽明書店出版商務書館寄售）二書讀之，差強人意，但以其終非根本治療。

　　迨今夏病痢數月，體力不支，藥物之效甚微。加以一家老幼，無不病者，心緒環境之

惡，尤使人日夜不寧，無已乃取數年來讀而未
能實行之《因是子靜坐法》[①]（武進蔣維喬著，
有正、續二編，正編不可習，宜習續編[②]）習
之。實較藥物之功爲大，更進而取《小止觀》[③]
讀之。則苦不易了解，忽於北平佛經流通處，
得袁了凡先生所著《靜坐要訣》一書，讀之覺
其議論透闢，層次井然。非深通內典[④]精研性理
者不能道也。乃走告同人之多病者、學佛者，
共讀之。書爲之罄，原書來自何地，流通處無
可考，書中又不載刊印之處，且原書係木刻活
字本，訛誤不免，爰爲校印，以餉同好。

　　惟有一言，不能不爲讀者告，即不可僅爲
卻病而習靜坐也。

　　首篇《辨志》有云：「爲名聞利養而靜
坐，因種地獄。」鄙人校印此書，決不願讀者
種地獄因，將來受地獄果。願讀者作澈底之靜
坐，發大菩提心，立宏誓願，衛護眾生，俾速

往生，是爲衛生⑤，我亦眾生，自得往生。此之謂大衛生家，此之謂去病根，病根既去，則病不卻而自卻矣。

校刊既竟，記此於讀者共勉之。

中華民國十八年己巳
皈依三寶弟子性懷和尚

【註】：

①《因是子靜坐法》：因是子係蔣維喬的別號，蔣維喬，字竹莊，江蘇武進人，近代著名教育家、養生學家，宣導科學養生，著《因是子靜坐法》，曾任上海市文史研究館副館長。

②《因是子靜坐法・續編》：《因是子靜坐法》共有正篇和續篇二部，正篇理法多依道教，續篇理法純依佛教，蔣維喬曾皈依天台宗

諦閑法師，亦親近過太虛大師等。

③《小止觀》：又名《童蒙止觀》、《修習止觀坐禪法要》，是漢傳佛教天台宗的入門功夫，因其以小攝廣，故名《小止觀》，又因其為啟迪童蒙，乃開導樞機之寶鑰，故又名《童蒙止觀》，《小止觀》實為一部修習止觀坐禪法要，全書由序分、正宗分、流通分三個部分所組成。

④內典：是指佛教經典，

⑤衛生：古代所言衛生與今含義不同，古時之衛生是指各種護衛生命的方法，令其合道，尤言養生。

一、辨志篇

凡靜坐，先辨志，志一差，即墮邪徑矣。
如射者，先認的，的東而矢西，其能中乎？

天台①有十種邪修，今約之爲四。如學者爲
名聞利養，發心靜坐，則志屬邪僞，因種地獄
矣。如爲志氣昏愚，欲聰明勝人，而靜坐，則
屬好勝之志，種修羅之因。如畏塵勞苦報，慕
爲善安樂而靜坐，則屬欣厭之志，種人天之
因。如不爲名聞利養，不爲聰明善業，專爲千
生萬劫，生死未了，惟求正道，疾得涅槃②而靜
坐，則發自了之志，種二乘③之因。此等學者，
善惡雖殊，縛脫有異，其爲邪僻，則一而已
矣。

　　若真正修行，祇是仁之一字。以天地萬物為一體，而明明德於天下是也。釋迦牟尼，以夏音釋之，即是能仁二字。菩者，覺也，度也。薩者，有情也，眾生也。菩薩二字，為覺有情，又為度眾生。佛氏惟菩薩為中道。羅漢出三界之外，成不來之果，而佛深惡之，斥為焦芽敗種，以其不度人，而自度耳。《楞嚴經》云：「有一眾生不成佛，永不於此取泥洹。」又云：「將此身心奉塵剎，是即名為報佛恩。」其旨深矣。

　　或曰：如此與墨子兼愛何別？

　　答曰：為我兼愛，皆是好事，兼愛是仁，為我是義，豈非美德。所惡楊墨者，為其執一耳。執為我則不知兼愛而害於仁，執兼愛則不知為我而害於義。故孟子惡之耳，古之學者為己，儒者何嘗不為我？仁者愛人，儒者何嘗不兼愛？孔門以求仁為學脈，而未嘗廢義。仁義

並行而不悖，此所以爲中道也。不然，即使不爲我，不兼愛，又豈得爲正哉？執楊墨與執儒，皆病也。

問曰：菩薩之法，專以度衆生爲事，何故獨處深山，棄捨衆生，靜坐求禪乎？

答曰：此菩薩所以爲中道也。度一切衆生，須德高行備，覺妙智神，一切德行，非禪不深，一切覺智，非禪不發，故暫捨衆生，覺坐求道。如人有病，將身服藥，暫息事業，疾愈則修業如常。菩薩亦然，身雖暫捨衆生，而心常憐憫。於閒靜處，服禪定藥，得實智慧，除煩惱病，起六神通，廣度衆生。即如儒者隱居，豈潔己而忘世哉？正爲求萬物一體之志耳，其隱也。萬物一體之志，念念不離；其出也。萬物一體之道，時時不錯。故以禹稷三過不入之功，不能加以顏子簞瓢陋巷之樂者，正爲此志，無加損也。

【註】：

①天台：即天台宗，中國漢傳佛教宗派之一，因開立此宗的智者大師常居天台山而得名。

②涅槃：佛教名相，梵文的音譯，意譯寂滅、圓寂等。

③二乘：佛教名相，即大乘和小乘的合稱，也將因乘和果乘稱為二乘。

二、豫行篇

　　凡坐禪，須先持戒。使身心清淨，罪業消除。不然，決不能生諸禪定。若從幼不犯重罪，或犯已能戒，皆係上知利根，易於持戒。倘惡業深重，或屢戒屢犯，則謂殘闕之軀，不能上進，此不聞醍醐①妙法，而甘於自暴者也。《法華開經偈》云：「假令造罪過山岳，不須妙法兩三行。」何過不可滅？何戒不可持哉？

　　學者有三法，一、深達罪源；二、大心持戒；三、不住於戒。

　　何謂深達罪源？一切諸法，本來空寂。尚無有福，何況有罪？種種業障，皆由心作，反觀此心，從何處起。若在過去，過去已滅。已

滅之法，則無所有。無所有法，不名爲心。若在未來，未來未至。未至亦無有，不得名心。若在現在，現在之中，剎那不住。無住相中，心不可得。如是觀之，不見相貌。不在方所，當知此心，畢竟空寂，既不見心，不見非心，尚無所觀，豈有能觀？無能無所，顛倒想斷，既顛倒想斷，則無無明，亦無三毒②，罪從何生？

又，一切萬法，悉屬於心，心性尚空，何況萬法？若無萬法，誰是罪業？若不得罪，觀罪無生。破一切罪，以一切諸罪，根本性空，常清淨故。維摩詰③謂優婆離，彼自無罪，勿增其過，當直爾除滅，勿擾其心。

又《普賢觀經》說：「觀心無心，法不任法，我心自空，罪銷無主。一切諸法，皆悉如是，無住無壞，如是持戒，於一念中，百戒俱完，萬罪俱滅。」

何謂大心持戒？起大悲心，憐憫一切眾生。妄執有為，而起無明，造種種業。吾代一切眾生，懺無量無邊重罪。吾為一切眾生，求得涅槃而持戒。吾若清淨，即一切眾生清淨。吾若破戒，即一切眾生破戒。是故寧此身，受刀屠萬段。終不以此身，破眾生大戒。如是持戒，最廣最大。

何謂不住於戒？《華嚴經》言：「身是梵行耶，心是梵行耶。求身心不可得，則戒亦不可得，是故不見己身有持戒者，不見他身有破戒者，菩薩持戒，於種種破戒緣中，而得自在。知此則戒、定、慧與貪、瞋、癡，同為妙法矣。如此持戒，於念念中。即諸罪業，念念自滅，身心清淨，可修禪矣。」

修禪之法，行、住、坐、臥，總當調心，但臥多，則昏沉；立多，則疲極；行多，則紛動。其心難調，坐無此過，所以多用耳。

　　然人日用，不得常坐，或職業相羈，或眾緣相絆。必欲靜坐，遂致蹉跎。

　　學者須隨時調息此心，勿令放逸，亦有三法：一、繫緣收心；二、借事煉心；三、隨處養心。

　　何謂繫緣收心？唐人詩云：「月到上方諸品淨，心持半偈萬緣空。」自俗人言之，心無一物，萬緣始空。今云：「心持半偈萬緣空。」此理最可玩索，蓋常人之心，必有所繫，繫之一處，漸束漸純，半偈染神，萬妄俱息。故云：「繫心一處，無事不辦。」究實論之，即念佛、持咒及參話頭之類，皆是妄念，然借此一妄，以息群妄，大有便益，學者知此，日用間或念佛，或持咒，或參一公案，行、住、坐、臥，綿綿密密，無絲毫間斷，由是而讀書作文，由是而應事接物，一切眾緣，種種差別，而提撕運用，總屬此心。吾參祖師

活公案，不參凡夫死公案，又何間斷之有。

何謂借事煉心？常人之心，私意盤結，欲情濃厚。須隨事磨練，難忍處須忍，難捨處須捨，難行處須行，難受處須受。如舊不能忍，今日忍一分，明日又進一分，久久練習，胸中廓然，此是現前真實功夫也。古語云：「靜處養氣，鬧處煉神。」金不得火煉，則雜類不盡，心不得事煉，則私慾不除。最當努力，勿當面錯過。

何謂隨處養心？坐禪者，調和氣息，收斂元氣。只要心定、心細、心閑耳。

今不得坐，須於動中習存，應中習止。立則如齋，手足端嚴，切勿搖動。行則徐徐舉足，步動心應。言則安和簡默，勿使躁妄，一切運用，皆務端詳閑泰，勿使有疾言遽色。雖不坐，而時時細密，時時安定矣。如此收心，則定力易成，此坐前方便也。

【註】：

①醍醐：佛教名相，醍醐，從牛出乳，從乳出酪，從酪出生酥，從生酥出熟酥，從熟酥出醍醐。喻意為最上良藥。

②三毒：佛教名相，貪毒、嗔毒、癡毒，為三毒。

③維摩詰：音譯維摩羅詰之略稱，即維摩居士，居家修道者，有大智慧。

三、修證篇

凡靜坐，不拘全跏、半跏。隨便而坐，平直其身，縱任其體，散誕四肢，布置骨解。當令關節相應，不倚不曲，解衣緩帶。輒有不安，微動取便，務使調適。

初時從動入靜，身中氣或未平，舉舌①四、五過，口微微吐氣，鼻微微納之。多則三、四、五遍，少則一遍。但取氣平爲度，舌抵上腭，唇齒相著。

次漸平視，徐徐閉目，勿令眼斂太急，常使眼中矓矓然。

次則調息，不粗不喘，令和細，綿綿若存。

天台《禪門口訣》[②]：「止教調息觀臍，息之出入，皆根於臍。一心締觀，若有外念，攝之令還。綿綿密密，努力精進。自此而後，靜中光景，種種奇特，皆須識破，庶可進修。」

初時有二種住心之相，人心泊境，妄念遷流，如火熠熠。未嘗漸止。因前修習，心漸虛凝。不復緣念，名利、冤親等事，此名粗心住也。外事雖不緣念，而此心微細流注，剎那不停，愈凝愈細。內外雙泯，此名細心住也。

此後有二種定法，當此細心住時，必有持身法起，此法發時，身心自然正直，坐不疲倦。如物持身，於覺心自然明淨，與定相應。定法持身，任運不動。從淺入深，或經一坐無分散意，此名欲界定也。

後復身心泯泯虛豁，忽然失於欲界之身，坐中不見己身，及床坐等物，猶若虛空，此名未到地定也，將入禪而未入禪，故名未到地，

從此能生初禪矣。

　　於未到地中，證十六觸成就，是爲初禪發相。何謂十六觸？一、動；二、癢；三、涼；四、暖；五、輕；六、重；七、澀；八、滑。復有八觸，謂一、掉；二、猗；三、冷；四、熱；五、浮；六、沉；七、堅；八、軟。此八觸與前八觸，雖相似，而細辨則不同，合爲十六觸也。

　　十六觸由四大③而發，地中四者，沉、重、堅、澀；水中四者，涼、冷、軟、滑；火中四者，暖、熱、猗、癢；風中四者，動、掉、輕、浮。

　　學者於未到地中，入定漸深，身心虛寂，不見內外，或經一日乃至七日，或一月乃至一年，若定心不壞，守護增長，此時動觸一發，忽見身心凝然，運運而動。當動之時，還覺漸漸有身，如雲如影，動發，或從上發，或從下

發，或從腰發，漸漸遍身。上發多退，下發多進，動觸發時，功德無量。

略言十種善法，與動俱發，一、定；二、空；三、明淨；四、喜悅；五、樂；六、善生；七、知見明；八、無累解脫；九、境界現前；十、心調柔軟。如是十者，勝妙功德，與動俱生，莊嚴動法，如是一日或十日，或一月一年，長短不定。

此時既過，復有餘觸，次第④而起，有遍發十六觸者，有發三、四觸，及七、八觸者，皆有善法功德，如前動觸中說，此是色戒清淨之身，在欲界身中，粗細相違，故有諸觸。

證初禪時，有五境：一、覺；二、觀；三、喜；四、樂；五、定心也。初心覺悟爲覺；後細心分別爲觀；慶悅之心爲喜；恬澹之心爲樂；寂然不散爲定心。

十六觸中，皆有此五境。第六，又有默然

心。由五境而發者，皆初禪所發之相也。

夫覺如大寐得醒，如貧得寶藏。末世諸賢，以覺悟爲極則事。然欲入二禪，則有覺有悟，皆爲患病。學者於初禪，第六默然心中，厭離覺觀，初禪爲下。若知二法動亂，逼惱定心，從覺觀生、喜、樂、定等，故爲粗，此覺觀法，障二禪內靜。

學者既知初禪之過，障於二禪。今欲遠離，常依三法：一不受不著故得離；二訶責故得離；三觀析故得離。由此三法，可以離初禪覺觀之過，覺觀既滅，五境及默然心悉謝。已離初禪，二禪未生，於其中間，亦有定法，可得名禪，但不牢固。

無善境扶助之法，諸師多說爲轉寂心，謂轉初禪默然也。住此定中，須依六行觀，厭下有三：曰苦；曰粗；曰障。欣上有三：曰勝；曰妙；曰出。約言之，祗是訶、讚二意耳。

　　夫玄門三年溫養，九年面壁，未嘗不靜坐，而不發大智慧，不發大神通，不發深禪定者，以其處處戀著也。得一境界，即自以爲奇特，愛戀不捨，安能上進？故須節節說破，事事指明，方不耽著，方肯厭下欣上，離苦而求勝；去粗而即妙；捨障而得出。到此地位，方知法有正傳，師恩難報。

　　昔陳白沙《靜坐》詩云：「劉郎莫記歸時路，只許劉郎一度來。」陳公在江門靜坐二十餘年，惜無明師指點，靜中見一端倪發露，即愛戀之。已而並此端倪亦失，竭力追尋，不復可見，故其詩意云爾。

　　學者靜中有得，須先知此六行觀。若到初禪，不用此觀，則多生憂悔，憂悔心生，永不發二禪，乃至轉寂亦失，或時還更發初禪，或並初禪亦失，所謂爲山九仞，一簣爲難，切當自慎。學者心不憂悔，一心加功，專精不止，

其心澹然澄靜，無有分散，名未到地，即是二
禪前方便定也。經云：「不失其退，其心豁
然。」明淨皎潔，定心與喜俱發，亦如人從暗
中出，見外日月光明，其心豁然，明亮內淨，
十種功德俱發，具如初禪發相，但以從內淨定
俱發爲異耳。

二禪有四境：一、內淨；二、喜；三、
樂；四、定心。

何名內淨？遠而言之，對外塵故說內淨。
近而言之，對內垢故說內淨。初禪中得觸樂
時，觸是身識相應，故名外淨。二禪心識相
應，故名內淨。初禪心爲覺觀所動，故名內
垢。二禪心無覺觀之垢，故名內淨。既離覺
觀，依內淨心發定，皎潔分明，無有垢穢，此
內淨定相也。

喜者，深心自慶，於內心生喜定等，十種
功德喜法，故悅豫無量也。

樂者，受喜中之樂，恬澹悅怡，綿綿美快也。初禪之喜樂，由覺觀而生，與身識相應，此中喜樂，從內心生，與意識相應，所以名同而實異。

定心者，受樂心忘，既不緣定內喜樂，復不預外念思想，一心不動也。此四境後，亦有默然心，但比初禪更深耳，謂之聖默然定，欲進三禪，又當訶二禪之過，此二禪定，雖從內淨而發，但大喜湧動，定不牢固，當即捨棄。

如上用三法遣之，一、不受；二、訶責；三、觀心窮檢。既不受喜，喜及默然自謝，而三禪未生，一意精進，其心湛然，不加功力，心自澄靜，即是三禪未到地，於後其心，泯然入定。然入定不依內外，與樂俱發，當樂發時，亦有十種功德，且如前說，但湧動之喜為異耳。綿綿之樂，從內心而發，心樂妙美，不可為喻，樂定初生，既未即遍身，中間多有三

過，一者，樂定即淺，其心沉沒，少有智慧之用；二者，樂定微少，心智湧發，故不安穩；三者，樂定之心，與慧力等，綿綿美妙，多生貪著，其心迷醉，故經言：此樂惟聖人能捨，餘人捨為難。

三禪欲發，有此三過，則樂定不得增長，充滿其身，學者須善調適，亦有三法治之。一者，心若沉沒，當用意精進，策勵而起；二者，若心湧發，當念三昧定法攝之；三者，心若迷醉，當念後樂及諸勝妙法門。以自醒悟，令心不著，若能如是，樂定必然增長，徧滿身分，百骸萬竅，悉皆欣悅。所以佛說三禪之樂，徧身而受也。

按初禪之樂，從外而發，外識相應，內樂不滿。二禪之樂，雖從內發，然從喜而生，喜根相應，樂根不相應，樂依喜生，喜尚不徧，況於樂乎？

三禪之樂，樂從內發，以樂為主，徧身內外，充滿恬愉，亦有五境：一、捨；二、念；三、智；四、樂；五、定心也。捨者，捨前喜心，並離三過也。念者，既得三禪之樂，念用三法守護，令樂增長也。智者，善巧三法，離三過也。樂者，快樂徧身受也。定心者，樂受心息，一心寂定也。

欲得四禪，又當訶斥三禪之樂，初欲得樂，一心勤求，大為辛苦，既得守護愛著，亦為苦，一旦失壞，則復受苦，故經說，第三禪中，樂無常動，故苦。

又，此樂法，覆念令不清淨，學者既深見三禪樂，有大苦之患。應一心厭離，求四禪種不動定，爾時，亦當修六行，及三法除遣，即三禪謝滅，而四禪未到，修行不止，得入未到地定，心無動散，即四禪方便定。

於後，其心豁然開發，定心安穩，出入息

斷，定發之時，與捨俱生，無苦無樂，空明寂靜，善法相扶，類如前說，但無喜樂動轉為異耳。爾時，心如明鏡不動，亦如淨水無波，絕諸亂想，正念堅固，猶如虛空。

學者住是定中，心不依善，亦不附惡，無所依倚，無形無質，亦有四境：一、不苦、不樂；二、捨；三、念清淨；四、定心也。此禪初發，與捨、受俱發，捨、受之心，不與苦樂相應，故言不苦、不樂。既得不苦、不樂。定捨勝樂，不生厭悔，故云：捨。

禪定分明，智慧照了，故云：念清淨。定心寂靜，雖對眾緣，心無動念，故名：定心。此後亦有默然心，如前說也。又此四禪，心常清淨，亦名：不動定。亦名：不動智慧。於此禪中，學一切事，皆得成就，學神通則得，學變化則得，故經說，佛於四禪為根本也。

外道服食勤煉，遠望延年，勞形敝骨，萬

舉萬敗，間有成者，自負深玄，豈知造業。爭如求禪，一切變化，無不立就，轉粗形為妙質，易短壽，為長年，特其細細者耳。

從此以後，又有四定：一、空處定；二、識處定；三、無有處定；四、非有想、非無想處定。

學者至四禪時，有視為微妙，得少為足，畫而不進者，有覺心識生滅，虛誑不實，便欲求涅槃，寂靜常樂者，不遇明師指授，不知破色，與斷色繫縛之方，直強泯其心，斷諸思慮，久久得心無憶念，謂證涅槃，既未斷色繫縛，若捨命時，即生無想天中，此為大錯，故須求空處定。應深思色法之咎，若有身色，則內有饑渴、疾病，大、小便利，臭穢敝惡等苦。外受寒熱、刀杖，刑罰、毀謗等苦。從先世因緣和合，報得此身，即是種種眾苦之本，不可保愛。

　　復思一切色法，繫縛於心，不得自在，即是心之牢獄，令心受惱，無可貪戀。由是，求滅色之法，須滅三種色：一、滅可見有對色；二、滅不可見有對色；三、滅不可見無對色。經言：過一切色相，滅有對相，不念種種相。過一切色相者，破可見有對色也。滅有對相者，破不可見有對色也。不念種種相者，破不可見無對色也。

　　學者於四禪中，一心諦觀己身，一切毛道及九孔⑤。身內空處，皆悉虛疏，猶如羅縠，內外相通，亦如芭蕉，重重無實。作是觀時，即便得見，既得見已，更細心觀察，見身如蓰如甑，如蜘蛛網，漸漸微末，身分皆盡，不見於身及五根等。內身既盡，外道亦空，如是觀時，眼見色源，故名：過色。耳聲鼻臭，舌味身觸意法，故名：有對相。於二種餘色，及無數色，種種不分別，故名：不念種種相。

　　一切色法既滅，一心緣空，念空不捨，即色定便謝，而空定未發，亦有中間禪。爾時，慎勿憂悔，勤加精進，一心念空，當度色難。於後豁然，與空相應，其心明淨，不苦不樂，益更增長，於深定中，唯見虛空，無諸色相。雖緣無邊虛空，心無分散，既無色縛，心識澄靜，無礙自在，如鳥之出籠，飛騰自在，此為得空處定也。

　　從此而進，捨空緣識。學者當知，虛空是外法入定，定從外來，則不安穩，識處是內法，緣內入定，則多寧謐，觀緣空之受、想、行、識。如病如癰，如瘡如刺，無常苦空，無我和合，而有欺誑不實（此即是八聖種觀）。一心繫緣在識，念念不離，未來過去，亦復如是。常念於識，欲得與識相應，加功專致，不註旬月，即便泯然任運，自在識緣。

　　因此，後豁然與識相應，心定不動，而於

定中不見餘事，惟見現在心識，念念不住，定心分明，識慮廣闊，無量無邊，亦於定中，憶過去已滅之識，無量無邊，及未來應起之識，亦無量無邊，悉現定中。識法持心，無分散意，此定安穩清淨，心識明利，為得識處定也。

從此而進，又思前緣空入定，是為外定；今緣識入定，是為內定。而依內依外，皆非寂靜。若依內心，以心緣心入定者，此定已依三世心生，不為真實，惟有無心識處，心無依倚，乃名安穩。

於是，又觀緣識之受、想、行、識。如病如癰，如瘡如刺，無常苦空，無我和合而有，虛誑不實，即捨識處。繫心無所有處，內靜息求，不同一切心識之法。知無所有法，非空非識，無為法塵，無有分別，如是知己，靜息其心，惟念無所有法，其時識定即謝。無所有定

未發，於其中間亦有證相。

學者心不憂悔，專精不懈，一心內淨，空無所依，不見諸法，心無動搖，此爲證無所有處空定也。

入此定時，怡然寂絕，諸想不起，尙不見心相，何況餘法。從此而進，又復上求，訶責無所有定，如癡如醉，如昏如暗，無明覆蔽，無所覺了，無可愛樂。觀於識處，如瘡如箭，觀於無所有處，如醉如癡，皆是心病。非真寂靜，亦如前法，離而棄之。

更求非有想非無想定。前識處是有想，無所有處是無想，今雙離之，即便觀於非有非無，何法非有，謂心非有，何以故？過去、現在、未來，求之都不可得。無有形相，亦無處所，當知非有，云何非無？無者是，何物乎？爲心是無乎？爲離心是無乎？若心是無，則無覺無緣，不名爲心。若心非無，更無別無，何

也。無不自無，破有說無，無有則無無矣。故言非有、非無。如是觀時，不見有無，一心緣中，不念餘事。

於後忽然，真實定發，不見有無相貌，泯然寂絕，心無動搖，恬然清淨，如涅槃相。是定微妙，三界無過，證之者，咸謂是中道定相。涅槃常樂我淨，愛著是法，更不修習，如蟲行至樹表，更不復進，謂樹外無高，可憫也。殊不知此定雖無粗煩惱，而亦有十種細煩惱，凡夫不知，悞（同誤）謂真實，世間外道，入此定中，不見有而覺，有能知非有非無之心，謂是真神不滅。

若有明師傳授，方知是四陰和合而有，自性虛誑不實。從此不受不著，即破無明，入滅受想定，獲阿羅漢果，是謂九次第定也。

大抵初禪離欲界，入色界，二、三、四禪，皆色界。攝四定，離色界，入無色界，滅

受想定，則出三界，證阿羅漢果，生西方，入
淨土，此爲最徑之門。

【註】：

①舉舌：即赤龍攪柱，舌頭上舉，舌尖抵
上腭。

②《禪門口訣》：一卷。智者撰，智者之
門人雜記其平時敎誡及問答之辭，主要內容為
《六妙門》中調息、治病等事。

③四大：佛敎名相，指人身，即地大、水
大、火大、風大，顯堅硬相為地大；顯流動相
為水大；顯熱相為火大；顯動搖相為風大。

④次第：佛敎名相，次第即順序，如習靜
坐之法，由調身、調息、調意念、調飲食、調
睡眠等，次第而入。

⑤九孔：佛敎名相，指雙眼、兩耳、兩鼻
孔、口和肛門、尿道等，為九孔。

四、調息篇

天台《禪門口訣》，祇言調息為修禪之
要，乃諸方法，厥有多途，即以調息一門言
之，一者，六妙門；二者，十六特勝；三者，
通明觀。

六妙門者，一、數；二、隨；三、止；
四、觀；五、還；六、淨也。於中修證，又分
為十二，如數有二種：一者，修數；二者，修
相應。乃至修淨與淨相應亦如是。

何謂修數？學者調和氣息，不澀不滑，安
詳徐數，或數入，或數出，皆取便為之。但不
得出入皆數，從一至十，攝心在數，不令馳
散，是名修數。

何謂數相應？覺心任運，從一至十，不加功力，心息自住，息既虛凝，心相漸細，患數為粗，意不欲數。

爾時，學者應當捨數修隨，一心依隨，息之出入，心住息緣，無分散意，是名修隨。心既漸細，覺息長短，徧身出入，任運相依，應慮怡然凝靜，是名與隨相應。覺隨為粗，心厭欲捨，如人疲極欲眠，不樂眾務。

爾時，學者應當捨隨修止，三止之中，但用制心止也。制心息諸緣慮，不念數隨，凝淨其心，是名修止。復覺身心泯然入定，不見內外相貌，如欲界未到地，定法持心，任運不動，是名止相應。

學者即念心雖寂靜，而無慧照破，不能脫離生死，應須照了，即捨止求觀，於定心中，以心眼細觀此身中，細微入出息，想如空中風，皮筋骨肉，臟腑血液，如芭蕉不實，內外

不淨，甚可厭惡。

復觀定中，喜樂等受，悉有破壞之相，是苦非樂。又觀定中，心識無常，生滅剎那不住，無可著處。

復觀定中，善惡等法，悉屬因緣，皆無自性，是名修觀。如是觀時，覺息出入，徧諸毛孔，心眼開明，徹見筋骨、臟腑等物，及諸蟲戶，內外不淨，眾苦逼迫，剎那變易，一切諸法，悉無自性，心生悲喜，無所依倚，是名與觀相應。

觀解即發，心緣觀境，分別破析，覺念流動，非真實道，即捨觀修還。既知觀從心發，若隨析境，此則不會本源，應當返觀此心，從何而生，為從觀心生，為從非觀心生。若從觀心生，則先已有觀。今數、隨、止三法中，未嘗有觀，若非觀心生，為滅生？為不滅生？若不滅生，即二心並，若是滅生，滅法已謝，不

能生現在，若言亦滅、亦不滅生，乃至非滅非不滅生，皆不可得。當知觀心，本自不生，不生故不有，不有故即空。空無觀心，若無觀心，豈有觀境，境智雙忘，還源之要，是名修還。

從此心慧開發，不加功力，任運自能破析，返本還源，是名與還相應。

學者當知，若離境智，欲歸於無境智，總不離境智之縛，心隨二邊故也。

爾時，當捨還修淨，知道本淨，即不起妄想分別，受、想、行、識，亦復如是，息妄想垢，是名修淨。舉要言之，若能心常清淨，是名修淨，亦不得能修所修，及淨不淨之相，是名脩淨。

作是修時，忽然心慧相應，無礙方便，任運開發，無心依倚，是名與淨相應。證淨有二：一者，相似證，謂似淨而實非淨也。二

者，真實證，則三界垢盡矣。

又，觀眾生空，名爲觀。觀實法空，名爲還。觀平等空，名爲淨。又空三昧相應，名爲觀。無相三昧，觀應名爲還。無作三昧相應，名爲淨。

又，一切外觀，名爲相。一切內觀，名爲還。一切非內非外觀，名爲淨。

又，從假入空觀，名爲觀。從空入假觀，名爲還。空假一心，名爲淨。此六妙門，乃三世諸佛入道之本，因此證一切法門，降伏外道。

所謂十六特勝者，一、知息入；二、知息出；三、知息長短；四、知徧身；五、除諸身行；六、受喜；七、受樂；八、受諸心行；九、心作喜；十、心作攝；十一、心作解脫；十二、觀無常；十三、觀出散；十四、觀欲；十五、觀滅；十六、觀棄捨。

一、知息入；二、知息出，此對代數息也。學者既調息綿綿，專心在息，息若入時，知從鼻端入至臍。息若出時，知從臍出至鼻，由此而知粗細，爲風爲氣，爲喘則粗，爲息則細。若覺粗時，即調之令細。入息氣迫常易粗，出息澀遲常易細。

又知輕重，入息時輕，出息時重。入在身內則無輕，出則身無風氣故覺重。

又知澀滑，入常滑而出常澀，何也？息從外來，氣利故滑。從內吹出，滓穢塞諸毛孔故澀。

又知冷煖，入冷而出煖。

又知因出入息，則有一切眾苦煩惱，生死往來，輪轉不息，心知驚畏。譬如闇者守門，人之從門出入者，皆知其人。兼知其善惡，善則聽之，惡則禁之。當此之時，即覺此息無常，命依於息，一息不屬，即便無命。

　　知息無常，即不生愛，知息非我，即不生見。悟無常，即不生慢，此則從初方便，已能破諸結使，所以特勝於數息也。

　　三、知息長短者，此對欲界定。入息長，出息短。心既靜，住於內。息隨心入，故入則知長。心不緣外，故出則知短。又覺息長，則心細。覺息短，則心粗。蓋心細則息細，息細則入從鼻至臍，微緩而長。出息從臍至鼻亦爾。心粗則息短，息粗則出入皆疾矣。

　　又，息短則覺心細，息長則覺心粗，何也。心既轉靜，出息從臍至胸即盡，入息從鼻至咽即盡，是心靜而覺短也。心粗則從臍至鼻，從鼻至臍。道里長遠，是心粗而覺長也。

　　又，短中覺長則細，長中覺短則粗。如息從鼻至胸即盡，行處雖短而時節大，久久方至臍。此則行處短，而時節長也。粗者從鼻至臍，道里極長，而時節卻短，歘然之間即出即

鼻。此則路長，而時短也。如此覺長短時，知無常由心生滅不定。故息之長短相貌非一，得此定時，覺悟無常，更益分明。證欲界定時，猶未知息相貌，故此爲特勝也。

四、知息徧身者，對未到地定，當彼未到地時，直覺身相泯然如虛空。爾時，實有身息，但心粗眼不開，故不覺不見。今特勝中發未到地時，亦泯然入定，即覺漸漸有身，如雲如影，覺息出入徧身毛孔。爾時，亦知息長短相等。見息入無積聚，出無分散，無常生滅，覺身空假不實，亦知生滅刹那不住。三事和合，故有定生，三事既空，則定無所依，知空亦空，於定中不著，即較前未到地爲特勝也。

五、除諸身行者，對初禪覺觀境。身者欲界道中，發得初禪，則色界之身，來與欲界身相依共住也。身行即觀境，此從身分生，知身中之法，有所造作，故名身行也。

學者因覺息徧身，發得初禪。心眼開明，見身中腑臟三十六物[①]。臭穢可厭，四大之中，各各非身，此即是除欲界身也。於欲界中，求色界之身不可得，即除初禪身也。所以者何，前言有色界造色，為從外來乎？為從內出乎？為在中間住乎？如是觀時，畢竟不可得。但以顛倒憶想，故言受色界觸者細觀不得，即是除初禪身。身除，故身行即滅。

又，未得初禪時，於欲界身中，起種種善惡行，今見身不淨，則不造善惡諸業，故名除身行。

六、受喜者，即對破初禪喜境。初禪喜境，從有垢覺觀而生。既無觀慧照了多生煩惱，故不應受。今於淨禪觀中，生有觀行破析，連觀性空，當知從覺觀生喜亦空，即於喜中不著，無諸罪過，故說受喜。如羅漢不著一切供養，故名應供也。

又真實知見，得真法喜，故名受喜。

七、受樂者，對初禪樂境。初禪，即無觀慧。樂中多染，故不應受。今言受樂者，受無樂，知樂性空，不著於樂，故說受樂。

八、受諸心行者，此對破初禪定心境。心行有二，故說諸，一者，動行；二者，不動行。有謂從初禪至三禪，猶是動行。四禪已上，名不動行。今說覺觀四境，名動行。定心境，名不動行。

初禪入定心時，心生染著，此應不受。今知此定心，虛誑不實，定心非心，即不受著，既無罪過，即是三昧正受，故說受諸心行。

九、心作喜者，此對二禪內淨喜。彼二禪之喜，從內淨而發，然無智慧照了，多所戀著，今觀此喜，即是虛誑，不著不受矣。不受此喜，乃爲真喜，故名心作喜。

十、心作攝者，此對二禪定心境。彼二禪

之喜雖正，不無湧動之患。今明攝者，應返觀
喜性空寂，畢竟定心不亂，不隨喜動，故云作
攝。

十一、心住解脫者，此對破三禪樂。彼三
禪有徧身之樂，凡夫得之，多生染愛，受縛不
得解脫。今以觀慧破析，證徧身樂時，即知此
樂，從因緣生。空無自性，虛誑不實，不染不
著，心得自在，故名心作解脫。

十二、觀無常者，此對破四禪不動也。四
禪名不動定，凡夫得此定時，心生愛取。今觀
此定，生滅代謝，三相所遷，知是破壞不安之
相，故名觀無常。

十三、觀出散者，此對破空處也。出者，
即是出離色界。散者，即是散三種色。又出散
者，謂出離色心，依虛空消散自在，不為色法
所縛也。

凡夫得此定時，謂是真定。今初入虛空處

時，即知四陰和合故有，本無自性，不可取著，所以者何？若言有出散者，爲空出散乎？爲心出散乎？若心出散，則心爲三相所遷，已去已謝，未來未至，現在無住，何能耶？若空是出散者，空本無知，無知之法，有何出散。

既不得空定，則心無受著，是名觀出散。

十四、觀離欲者，此對識處。蓋一切受著外境，皆名爲欲。從欲界乃至空處，皆是心外之境。若認虛空爲外境，而我顧受之，則此空即欲矣。今識處空，緣於內識。能離外空，即離欲。

凡夫得此定，無慧照察，謂心與識法相應。認爲真實，即生染著，今得此定時，即觀破析。若言以心緣識，心與識相應，得入定者，此實不然。何者？過去、未來、現在三世識，皆不與現在心相應，乃是定法持心，名爲識定。此識定，但有名字，虛誑不實，故名離

欲也。

十五、觀滅者，此對無所有處。蓋此定，緣無為法塵，心與無為相應。對無為法塵發少識，故凡夫得之。謂之心滅，多生愛著，今得此定時，即覺有少識，此識雖少，亦有四陰和合，無常無我虛誑，譬如糞穢，多少俱臭，不可染著，是名觀滅。

十六、觀棄捨者，此對非想非非想。蓋非想非非想，乃是雙捨。有無具捨中之極。

凡夫得此定時，認為涅槃。今知此定係四陰、十二入、三界，及十種細心數等，和合而成。當知此定無常，苦空無我，虛誑不實，不應計為涅槃，生安樂想，不受不著，是名觀棄捨。棄捨有二種，一、根本棄捨；二、涅槃棄捨。永棄生死，故云觀棄捨。

學者深觀棄捨，即便得悟三乘涅槃，如須跋陀羅。佛令觀非想中細想，即獲阿羅漢果，

今名悟道。未必定具十六，或得二、三特勝，即便得悟，隨人根器，不可定也。

第三、通明觀。

學者從初安心，即觀息、色、心三事。俱無分明，觀三事，必須先觀息道。云何觀息？謂攝心靜坐，調和氣息。一心細觀此息，想其徧身出入。若慧心明利，即覺息入無積聚，出無分散，來無所經由，去無所涉履。雖復明覺，此息出入徧身，如空中風性無所有，此觀息如也。

次則觀色，學者即知息依於身，離身無息，即應細觀身色，本自不有，皆是先世妄想，因緣招感。今生四大，造色圍空，假名為身。一心細觀，頭腹四肢，筋骨臟腑，及四大四微，一一非身。四大四微，亦各非實，尚不自有，何能生此身諸物耶？無身色可得，爾時心無分別，即達色如矣。

　　次觀心，學者當知由有心，故有身色。共來動轉，若無此心，誰分別色，色因誰生，細觀此心，藉緣而生。生滅迅速，不見住處，亦無相貌，但有名字，名字亦空，即達心如矣。

　　學者若不得三性別異，名為如心。

　　學者若觀息時，既不得息，即達色心空寂。何者？謂三法不相離故也。觀色、觀心亦爾，若不得息、色、心三事，即不得一切法，何以故？由此三事和合，能生一切陰入界眾等煩惱，善惡行業，往來五道，流轉不息，若了三事無生，則一切諸法，本來空寂矣。

　　學者果能如是觀察三法，悉不可得，其心任運，自住真如，泯然明淨，此名欲界定，於此定後，心依真如，泯然入定，與如相應，如法持心，心定不動，泯然不見，身色、息、心三法異相，一往猶如虛空，即是通明未到地也。從此而發四禪四定，最為捷速。

【注】：

①三十六物：佛教名相，三十六物指人之外相十二，如髮、毛、齒、眵、淚、涎、唾、屎、尿、垢、汗；身體十二，如皮、膚、血、肉、筋、脈、骨、髓、肪、膏、腦、膜；內臟十二，如肝、膽、腸、胃、脾、腎、心、肺、生臟、熟臟、赤痰、白痰。

五、遣欲篇

　　周濂溪論聖學，以無欲爲要，欲生於愛，寡欲之法，自斷愛始，愛與憎對，常見其可憎，則愛絕矣。故釋氏有不淨觀焉，夫有生必有死，死者乃永離恩愛之處。有生之所共憎，雖知可憎，無能免者。我今現生，不久必死，過一日則近一日，蓋望死而趨也。豈可貪戀聲色名利之欲哉？真如撲燈之蛾，慕虛名而甘實禍，何其愚也。

　　學者欲習不淨觀，當先觀人初死之時，言詞惆悵，氣味羶蒿，息出不反，身冷無知，四大無主，妄識何往，觀想親切，可驚可畏，愛欲自然淡薄，悲智自然增明，從此而修，有多

門焉。曰九想：

一、脹想，謂死尸脹如韋囊也；

二、壞想，謂四肢破碎，五臟惡露也；

三、血塗想，謂血流塗地，點汙惡穢也；

四、濃瀾想，謂濃流肉爛，臭氣轉增也；

五、青瘀想，謂濃血消盡，瘀黑青臭也；

六、噉想，謂蟲蛆唼食，決裂殘缺也；

七、散想，謂筋斷骨離，頭足交橫也；

八、骨想，謂皮肉已盡，但見白骨也；

九、情想，謂焚燒死尸，骨裂煙臭也。

但將吾所愛之人，以上九想觀之，乃知言笑懽娛，盡屬假合，清溫細軟，究竟歸空。即我此身，後亦當爾。有何可愛，而貪著哉？

學者修九想既通，必須增想重修，令觀行熟利，隨所觀時，心即隨定，想法持心，澄然不亂，破欲除貪，莫此為尚矣。曰十想：

一、無常想，謂有為之法，新新生滅，頃

刻變遷，無暫停息也；

　　二、苦想，謂六情逼迫，萬事煎熬，有生皆苦，無有樂趣也；

　　三、無我想，謂法從緣生，本無自性，即體離體，孰爲我身也；

　　四、食不淨想，謂食雖在口，腦涎流下，與唾和合，成味而咽，與吐無異，下入腹中，即成糞穢也；

　　六、死想，謂一息不屬，便爾沉淪也；

　　七、不淨想，謂身中三十六物，五種不淨也；

　　八、斷想；

　　九、離想；

　　十、盡想。

　　（註：原書缺五。）

　　緣涅槃，斷煩惱結使，名斷想。斷而得離，名離想。離而得盡，名盡想。九想爲初學，十想爲成就。九想如縛賊，十想如殺賊，

此為異耳。

又，有白骨觀，乃就九想中略出者，凡作九想、十想等觀，皆當正身危坐，調和氣息，使心定良久，方可作想，今作白骨觀。

學者先當繫念，左腳大指，細觀指半節作皰起，令極分明，然後作皰潰想，見半指節，極今白淨，如有白光。

次觀一節，令肉擘去，皆有白光。

次觀二節、三節，乃至五節，及兩足十節，白骨分明，如是繫心，不令馳散，散即攝之令還，想成時，覺舉身溫軟，心下熟時，名繫心住，心既住已，當復起想，足趺披肉見白骨，極令了了。

次觀踝骨，次脛骨。又次髖骨，皆是骨骼，見白骨如珂雪。從此觀脇骨，及脊骨、肩骨，從骨至肘，從肘至腕，從腕至掌，從掌至指端，皆令肉相向披，見半身白骨。

次觀頭皮，觀膜，觀腦，觀肪，觀咽喉，觀肺、心、肝、膽、脾、胃，大、小腸，腎等諸藏。有無數諸蟲，咂食濃血，會見分明，又見諸蟲從咽喉出。又觀小腸、肝、肺、脾、腎，皆令流注入大腸中，從咽喉出，墮於前地，此想成已，即見前地屎、尿臭處，及諸蚖蟲，更相纏縛，諸蟲口中，流出濃血，不淨盈滿。此想成已，自見己身，如白雪。又節節相拄，若見黃黑，更當悔過，此爲第一白骨觀。

第二觀者，繫念額上，定觀額中，如爪甲大，慎莫雜想，如是觀額，令心安住，不生諸想，惟想額上，然後自觀頭骨，白如玻璃色，如是漸見，舉身白骨，皎然明淨，節節相拄，此想成已。

次想第二骨人，次想三骨人，乃至十骨人，見十骨人已，乃想二十骨人，三十、四十骨人，見一室中，徧滿骨人，前後左右，行列

相向，各舉右手，向於我身，是時學者，漸漸廣大，見一庭內，滿中骨人，行行相向，白如珂雪，漸見一鄉皆是骨人。

次觀一邑一省，乃至天下皆是骨人，見此事已，身心安樂，無驚無怖。

學者見此事已，出定入定，恒見骨人，山河石壁，一切世事，皆悉變化，猶如骨人，見此事已。於四方面，見四大水，其流迅駛，色白如乳，見諸骨人，隨流沉沒，此想成已，復更懺悔，但純見水，湧注空中，後當起想，令水恬靜，此名凡夫心海，生死境界之想也。

六、廣愛篇

孔子云：「老者安之，朋友信之，少者懷之。」盡世間只有此三種人，就此三種人中，老者有二，吾之老，人之老；朋友有親者，有疏者，有始親而終疏者，有恩與仇者；少者亦有二，吾之少，人之少。吾之老少，雖有同室，亦有等殺，人之老少，便包恩仇遠近，種種不齊矣。先從吾之老者，發願貽之以安，飲食起居，悉令得所。

學者初修時，取最所親愛，若父母之類，一心緣之，倘有異念，攝之令還，使心想分明，見吾親人老者，受安之相，然後及於人之老者，乃至冤仇蠻貊，無不願其安樂。朋友少

者，亦皆如是。

禪家謂之慈心觀，又謂之四無量心，功德最大。四無量者，慈、悲、喜、捨也。

初時慈念眾人，老者願貽之以安，朋友願貽之以信，少者願貽之以懷，心心相續，道力堅固，即於定心中，見所親愛人。受快樂之相，身心悅豫，顏色和適，了了分明，見親人得樂已。次見外人，乃至怨人，亦復如是，於定心中，見一人。次見十人，乃至千人萬人，及普天率土之人，悉皆受樂。

學者於定中，見外人受樂，而內定轉深，湛然無動，此名慈無量也。

世人與眾不和，初生為瞋，瞋漸增長，思量執著，住在心中，名為恨，此恨既積，欲損於他。名為惱，敗德損德，皆原於此，惟一慈心，能除瞋、恨、惱三事，以是知慈心功德無量也。

又，釋氏之慈有三等，眾生緣慈；法緣慈；無緣慈也。不利益一人，而求利益無數無邊之人，是為眾生緣慈。老者不獨思安其身，而兼思安其心，使之得受性真之樂，朋友少者皆然。此為法緣慈，若無緣慈，惟聖人有之。蓋聖人不住有為，亦不住無為，老則願安，友則願信，少則願懷，而吾亦不知其安，不知其信，不知其懷，所謂無緣慈，力赴群機也。

學者於慈定中，常念欲遂眾生諸願，見眾生受諸勞苦，心生憐愍，即發願救拔，先取一親愛人受苦之相，繫心緣之，慈悲無極。乃至一方四天下之人，皆見其受苦，而思濟拔，悲心轉深，湛然不動，是名悲無量也。

學者入悲定中，憐愍眾生，除苦與樂。爾時，深觀眾生，雖受苦惱，虛妄不實，本無消除，授以清淨妙法，令獲涅槃常樂，攝心入定，即見眾生，皆得受喜。亦初從親人，次徧

天下，此名喜無量也。

　　學者從喜定中，思念慈，與眾生樂。悲，欲拔苦。喜，令懽喜。而計我能利益，不忘前事，即非勝行。譬如慈父益子，不求恩德，乃曰真親；又，念眾生得樂，各有因緣，不獨由我，若言我能與樂，則非不矜不伐之心；又，念慈心與樂，俱是空懷，在彼眾生，實不得樂，若以為實，即是顛倒；又，念眾生受苦，若有纖毫憂喜之生，即屬障礙，難得解脫。

　　我今欲清淨善法，不應著意必固我之法，今當捨此執戀，即發淨心，毫無憎愛，先取所親之人，見其亦得定力，受不苦不樂之相，了了分明，乃至十世五道，莫不皆爾，是為捨無量也。

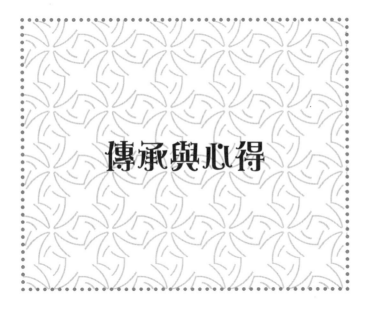

傳承與心得

整理《袁了凡靜坐要訣》的緣起

　　靜坐法原本應該是一種非常普及的養生方法，如進門後席地而坐是民間居家的生活習慣，後來發展成坐板凳、椅子。近代軟椅和沙發的普及徹底的改變了人們的坐姿，從此正確健康的坐姿漸漸地遠離我們。

　　目前，韓國和日本很多家庭仍然保持著席地而坐的習慣，這是一個很好的生活習慣，凡是能夠席地而坐的人，一般人體重心都比較低，下肢關節活絡，人的協調性也比較好，而這一習慣也正是修習靜坐的基礎，在日、韓一般都有良好的家風和家教，才會保持這樣的生活習慣，日本的學校也是如此，在課前有「三

分鐘超覺靜坐」。

　　我國舊時的讀書人、行醫者、做學問者、修行者大多都有靜坐的習慣，他們是透過靜坐法來消除疲勞，同時靜坐還能激發自身的良知和潛能，亦有為數不少的慢性病患者用以治療身心頑疾。

　　靜坐法看似簡單，若想入門卻不容易，上世紀八十年代中期，餘開始接觸靜坐法，最初是聽大連理工大學許紹庭老師說在練靜坐，後來知道南京大學的吳天成老師也開始學靜坐了。從此開始瞭解靜坐有什麼用處，並開始學習靜坐。

　　由於原先喜歡踢足球，兩條大腿特別粗，不能做雙盤，我曾為此先天不足苦惱過，後來聽老師說，靜坐與是否能雙盤沒有什麼因果關係，關鍵是要將散亂的心靜下來。

　　當按照老師的要求開始學習靜坐後，才知

道靜坐絕非易事，一坐下來三大障礙接踵而至，先是「腿腳麻痛障」，緊接著是「昏沉障」，稍微感覺好一點立刻出現「散亂障」，很快就敗下陣來，不知從何下手，這才體會到學習靜坐法不可貪急求快，從此內心再也不敢輕視靜坐。

早年我只知道朱鑫祥老師的父親是跟一個高僧在特殊環境下學習過靜坐法的，當年每次回滬探親也是看到他兩腿趺跏而坐，真可謂坐如鐘。隨著對靜坐法的瞭解和年齡的增長，看到修行靜坐的人會從心裏生起親近心和恭敬心。後來有機緣親近一些善知識和佛、道兩家的修行人，這才明白靜坐是有「要訣」的，從此除了儘量減少可做可不做的事情外，開始在靜坐的理法上用起功來。

最先系統學習的是定真法師編寫的《靜坐入門》，《靜坐入門》是一本專論靜坐的小冊

子，後來又讀到了蔣維喬先生著作的《因是子靜坐養生法》，蔣維喬①先生初習靜坐是爲了治療慢性病，其《因是子靜坐衛生實驗談》第一章「緒言」中提到了明朝袁了凡著作的《靜坐要訣》，當時這類書籍非常難覓。

其後尋得佛學家丁福保②居士著作《靜坐法精義》，丁氏是以「問答體」的形式闡述靜坐要義的，由於丁福保居士是一位佛學家，因此《靜坐法精義》中引用了很多相關佛教經論，如《法華經》、《大智度論》和《小止觀》等，其中也有晉代道醫葛洪《抱朴子・內篇》的內容，丁氏在書中又一次強調靜坐是有要訣的。

我一直到1990年底才在新華書店買到一本上海古籍出版社出版的《靜坐要訣》和《新刻養生導引法》合訂本，《小止觀》和《六妙法門》也是在這一時期得到的，從此遇到修習靜

坐法的老師也可以問一些較爲切實的問題了，尤其是我在湖北省黃石市任佛教協會秘書長期間，經常可以親近會長常樂法師③，漢陽歸元寺的昌明大和尚④，武昌寶通禪寺道根法師⑤和黃岡的顯光法師⑥，顯光法師是修天台止觀的高僧，早年曾經在北京中國佛學院教授天台止觀，天台經典爛熟於心，有修有證。

　　還有安慶迎江寺的方丈皖峰和尚⑦，老和尚在安慶迎江寺升座時，我曾代表市佛協前去祝賀，老和尚送給我一本他寫的《佛教氣功》，書中內容主要是講靜坐和止觀法，講他自己實修的經驗，與此同時我也親近武漢長春觀的謝宗信道長⑧，他們除了強調明心見性，道法自然外，更以靜坐爲主要修行內容，還兼修禁語、過午不食，夜不倒單等。

　　雖然有緣親近這許多前輩大德，有幸聆聽教誨，但是自己真正實修起來兩重障礙還是時

隱時現，最難克服的仍是層出不窮的煩惱。於是發心斷諸因緣閉關閱藏，在關房內席地而坐，閱讀藏經的同時慢慢地得到了靜坐的感覺，雖然所請的《頻伽大藏經》字體既密且小，但卻看起來不累，每天做閱藏筆記字也逐漸工整，這可能與心靜有關係。靜坐時那種外靜內動的感覺，原先只有在書上看到，當體悟到的時候那種感受很難用文字來描述。

這種境界沒有一個統一的順序，可能因人、因地、因時而有所不同，但是一些大的方向可以抓住，後來才知道是由於自身缺乏定力的緣故。平時靜坐狀態好的時候，會喜於形色，每當此刻大德們就會提醒注意，對各種境界的顯現要保持得之不喜，失之不憂的心態。

又如有些許證悟和感應，不要到處宣講，更不允許未證言證等，正是由於這些高僧大德的指點才避免了歧途，少走了彎路。

　　我以自身所見、所聞、所學、所修以及歷年的教學情況來看，《靜坐要訣》確實是符合現代人學習靜坐法的善書，應該讓更多的中青年人看到，心想如果能將《靜坐要訣》整理得通俗易懂並符合現代人的需求和閱讀習慣，那麼，對人們的身心健康會有莫大的幫助，這也正是後來著手整理《袁了凡靜坐要訣》的主要原因之所在。

【註】：

　　①蔣維喬：蔣維喬（西元 1873 年—1958年），字竹莊，別號因是子，江蘇省武進人，近代著名教育家，養生學家著《因是子靜坐養生法》正篇和續篇。

　　②丁福保：丁福保（西元 1874 年—1965年），字仲祜，號疇隱，又號濟陽破衲。江蘇省無錫人，早年肄業於江陰南菁書院，博學，

其主編《佛學大辭典》為佛學界所熟知。

③常樂法師：常樂法師（西元1914年—2001年）原中國佛教協會理事，湖北省佛教協會常務理事，黃石市佛教協會會長，東方山弘化禪寺住持。

④昌明法師：昌明法師（西元1917年—2007年），湖北枝江人，原中國佛教協會常務理事，湖北省佛教協會會長，歸元禪寺方丈。

⑤道根法師：道根法師（西元1908年—1998年），湖北隨州人，原中國佛教協會理事，湖北省佛教協會副會長，寶通禪寺方丈。

⑥顯光法師：顯光法師（西元1911年—1998年）原中國佛院教師，武昌佛學院副院長，中國佛教協會理事，湖北省佛教協會副會長，安國禪寺住持。

⑦皖峰法師：皖峰法師（西元1915年—2002年），安徽潛山人，原中國佛教協會理

事，安慶市佛教協會會長，迎江禪寺方丈。

　　⑧謝宗信道長：謝宗信道長（西元1911年
—2005年），原中國道教協會副會長，武漢市
長春觀住持，善醫道、書法。

第一　袁了凡靜坐法

　　本書整理的《靜坐要訣》作者是明代的養生家袁黃，說到明代的袁黃大多數人都不知道是何許人，但是一提起《了凡四訓》的作者袁了凡，知道的人就很多，那是由於《靜坐要訣》流通不廣的原故。

　　袁黃（西元 1533—西元 1606），初名表，後改名黃，字慶遠，一字坤儀，初號學海，後改了凡。明代萬曆十四年（西元 1586 年）進士，曾經擔任寶坻知縣（今河北省），兵部職方司主事，他為官時對農業、水利、軍事、曆法等都有專著留世。

　　袁了凡博學多才，他的早年經歷在《了凡

四訓》裏有詳細記載，他博覽群書，著述頗豐，精通醫道、佛學和道學，尤其對養生學有深入研究並有證悟，著有《靜坐要訣》、《祈嗣真詮》及從中摘出的《攝生三要》等養生專著。

袁了凡修習的靜坐法師承禪宗雲谷大師、妙峰法師，以自身的傳承與心得總結成《靜坐要訣》，其靜坐的實修內容是以天台宗的《小止觀》和《六妙法門》爲主，初習者比較容易上手，一邊看一邊靜坐慢慢也會入門的，若能仔細研讀又有具實踐經驗的老師指導，那麼是很安全的。

袁了凡稱其靜坐法源自禪門，又傳承了天台止觀法，民國版的《靜坐要訣》版本，書中有民國的性懷和尙寫了一個序，如果只看《靜坐要訣》原著還是比較難理解的，爲了方便學習，在整理過程中將句子用現代標準法斷句，

並加上標點符號，根據內容重新分段，還把
《靜坐要訣》裏的佛教名相作了注釋。

　　爲了方便初學靜坐者一邊靜坐一邊學習
《靜坐要訣》，我如實將自己的傳承與心得用
白話寫在後面，以供初學者參考。

　　另外，還將袁了凡所著的《攝生三要》也以
同樣的形式整理附錄於後，供練習靜坐者參閱。

　　袁了凡撰寫的《靜坐要訣》是透過自己的
實證後總結出來的靜坐要訣，全書有：自序、
辨志、預行、修證、調息、遣欲、廣愛等七篇
組成，這就是袁了凡靜坐法的全部內容。

　　沒有接觸過佛學和靜坐法的人閱讀《靜坐
要訣》有些困難，先看看後面拙作「傳承與心
得」慢慢就會入門，然後再一邊實踐靜坐法，
一邊再看《靜坐要訣》以及附錄的《攝生三
要》，感覺就不同了，肯定就可以看懂，當然
不只是看一遍，而是要經常拿出來翻閱，正所

謂：經讀百遍，其義自現。

下面先將《靜坐要訣》各篇的大意簡略作一介紹：

袁了凡在《靜坐要訣》「自序」中說，「靜坐要訣出自禪門」，其師承雲谷大師和妙峰法師都得天台止觀的傳承。序中還說：昔時有人苦無記性，靜坐百餘日，遂一覽無遺。對於這樣的結果，袁氏認爲，只是靜坐法的枝末，如果只滿足於這些枝末，那是對靜坐目的的誤解。因爲他是站在修行的立場上來講靜坐要訣的，而且特別強調了自己的傳承。

第一篇　辨　志

「辨志」是《靜坐要訣》的開篇，辨志是辨志向，在此是辨明靜坐的目的，袁氏認爲，無論做什麼事情，首先把方向搞準，如果一開

始方向就錯了，那麼再努力也是白搭。

　　靜坐也是如此，先明確目標，當方向明確後，再開始學習靜坐法，如果沒有明師指導，又無典籍學習，那就屬於盲修瞎練，那麼輕者就會產生偏差，重者就會走火入魔。

　　注意上面提的是明師，而非名師。明師指有修有證，明白靜坐法之原理的老師。現世有很多名師，他們由於自身的福報，名聲在外，成就了名師。因此，學習靜坐前的起心動念非常重要，心裏要平靜，無所求亦無所慾，心中只存仁，不要有什麼功利心，內心存仁是種因，只有心裏存著仁，才能導致中和，和就是和氣，達到心平氣和是結果。

第二篇　　豫　　行

　　《靜坐要訣》「豫行篇」主要講實修，實

修前的豫（預）行就顯得很重要，《荀子·大略》曰：豫則禍不生。靜坐法歸根結底是為了修身養性，下面這段話是「預行」的核心。

「何謂隨處養心？坐禪者，調和氣息，收斂元氣。只要心定、心細、心閑耳。今不得坐，須於動中習存，應中習止。立則如齋，手足端嚴，切勿搖動。行則徐徐舉足，步動心應。言則安和簡默，勿使躁妄，一切運用，皆務端詳閑泰，勿使有疾言遽色。雖不坐，而時時細密，時時安定矣。如此收心，則定力易成，此坐前方便也。」

靜坐法不是一朝一夕的事，是長久的行為，長期在靜坐時用心感受靜的身心狀態，學習靜坐法是體悟靜，而習靜並非只有坐著不動一法，關鍵是要把握住一個靜字，若能在日常生活中將行、住、坐、臥，都融入靜的元素，那麼生活中的「快」和工作中的「忙」也會因

為靜而有所變化，尤其是工作、學習效率先會有事半功倍之效果，靜坐法和世間法是沒有矛盾的。

第三篇　修　證

修證就是有修有證，由靜坐的實踐生理會產生反應，這種靜坐狀態下的生理反應叫做「觸動」，俗稱「氣感」，佛家稱為「善根發相」。靜坐早期的觸動有八種，後期的觸動亦有八種，統稱十六觸。

十六觸是在靜坐過程中發生的，靜坐之初所產生的八觸分別是：一、動；二、癢；三、涼；四、暖；五、輕；六、重；七、澀；八、滑，這是粗八觸。

八觸中澀和滑，輕和重，涼和暖，動和癢都是相對應的觸動，動觸的動靜較明顯，當出

現八觸後，不要緊張順其自然即可。

癢觸，又叫蟻行感，大多發生在臉部，靜坐時臉上好像有螞蟻在爬的感覺，不要用手去摸臉，過一段時間會自然消失的。

待靜坐再深入一層，還會產生新的八觸，這新八觸分別是：一、掉；二、猗；三、冷；四、熱；五、浮；六、沉；七、堅；八、軟。掉和猗，冷和熱，浮和沉，堅和軟都是相應的觸動。新八觸，又叫細八觸，新八觸與先前出現的八觸，雖然相似，但是仔細辨別還是有所不同。

這些觸動都是由四大而發，地大生重、沉、堅、澀；水大生涼、冷、軟、滑；火大生暖、熱、猗、癢；風大生動、掉、輕、浮。

對於出現十六觸態度，明師說：「得之不喜，失之不憂。」這八個字非常重要，靜坐法若能步步深入，也應始終保持這個心態。

對於未證言證，誇大事實到處宣講都是有問題的，切記！

第四篇　調　息

調息即調整呼吸，一呼一吸為息。人生活在空氣中，尤如魚生活在水中一樣，人一刻也不能離開空氣。調息這一環節非常重要，是有意識地調息，每個人都需要認真刻意地學習呼吸方法。

為什麼用「刻意」二字呢？因為平時人們都沒有專門關注過自己的呼吸，而呼吸又實在是太重要了，佛經說：「人命在呼吸間。」生命依於息，一息不來即為命終。《莊子・刻意篇》也說：「吹噓呼吸，吐故納新。」並將那個篇章定名為「刻意」。

古人云：「呼吸一法，貫串三教。」其實

何止三家，呼吸一法凡人都應習之。醫家有呼吸法，武術技擊家有呼吸法，書畫家有呼吸法，工巧技藝無不應用呼吸法。呼吸是聯結身心的橋樑，「調息篇」要用心刻苦練習，以致養成習慣用，才能受用終身。

第五篇　遣　欲

遣欲就是遣除慾望，慢慢趨向清心寡慾，人有生理和心理的三大慾。

生理的三大慾望是一、食慾，二、淫慾，三、睡慾。怎樣才能遣除這生理的三大慾望呢？古人說：氣足不思食，精足不思淫，神足不思睡。經過靜坐法的實踐，有聚精、養氣、存神之功效，詳盡的理法參閱附錄《攝生三要》。

心理的三大慾望是貪、瞋、癡，「遣欲

篇」中介紹的「不淨觀」〈白骨觀〉是「洗
髓」法，是去除心理慾望的實修法門，能令人
身心清淨，思慮專注，使身、心、靈逐步趨於
安寧和平靜，心平則氣和，氣和則神形安寧。

靜坐法使良知戰勝慾望，因此，修習白骨
觀可使妄想和慾望逐步減少，亦可消除人生道
路上的迷盲，從而獲得身心安樂。

第六篇　廣　愛

靜坐法究其根本，就是使自身的良知和潛
能的顯現，廣愛是培育自己的慈悲心，慈悲心
的不斷增長，自己的心量也會放大，心量大
了，煩惱就少了，當下很多心理障礙，究其根
源都和心量小，煩惱多有關係，心量大還是對
治當下急功近利的一味良藥，要想使自己的心
量放大，最直接的方法是先要學會捨。

　　古人云：「有所失，必有所得。」俗話說：「量大福大。」這兩句話非常有道理，廣愛、博愛就是教人們心量要大，能忍辱負重，能以德報怨。生歡喜心，感恩心，天長日久，心清淨。

　　「遣欲篇」與「廣愛篇」互爲次第。若自己的慾望尙不能遣散，何談廣愛。可先從身邊的事做起，用心去關愛身邊的親朋，尤其是長者、孩童。若在關愛時遭遇煩惱，則可視其爲修行。待煩惱消退則智慧自增長，所得的果報即是人們常說的「福慧雙至」。

第二　靜坐與環境

初習靜坐時的環境很重要，生活在城市裏的人，幾乎被嘈雜和廢氣所包圍，尤其是大賣場、大超級市場、辦公大樓、捷運車廂、公共交通等，空氣極其糟糕，當你離開這些場所，回到相對比較清靜的家中，你首先感到的是身心疲憊，很多心理症狀也是由此引起的，如抑鬱、焦慮、自閉等。

當回到家裏時儘量讓你的眼、耳、鼻、舌、身、意清靜一點，尤其是眼睛，每天一睜開眼就是面對著強烈的光污染，到處都是玻璃幕牆、電子看板、手機、電腦、電視螢幕等，視覺處於長期疲勞狀態，家裏的光線儘量調暗

一點，若能靜下心來用十分鐘的時間閉目養神，專注於呼吸，感受一下清靜，那倒是一個及時消除視神經疲勞的有效方法。

1. 營造靜坐的環境

如果您想試著學習靜坐法，那就先在家中營造一個靜室，靜室可以設在書房或臥室，靜室內最好不要安裝電視和電話，在靜室內選一個較為安靜的空間製作一個靜坐墊，靜坐的位置固定下來，以後只要上坐就會形成一個安靜的條件反射，靜室的通風、採光、濕度等，都要比較適中，靜室內的擺設不宜太多太雜，以簡潔為主。

古代稱為，閒居靜處。現代人如果能在忙裏偷閒，閉目養神靜坐培養元氣，那是一種非常優閒自得的享受。

家庭內環境的營造一定要與功能和用途相

關，這一點非常重要，現在有很多人把自己的家裝修得像酒店客房一樣，其結果是全家人下班、放學後都在外遊蕩，到睡覺時才想到回家，真的把家當作酒店客房用了。

家應該設計成寧靜的人生港灣，當人感到困倦時就會自覺地回到家中，享受清淨。

2. 敷設靜坐位

靜坐的位置最好固定在一處，不要到處移動或隨處打坐，固定的地方容易入靜，坐位即靜坐墊（如下圖），這是一種標準的靜坐墊，尤其適合剛開始學習靜坐的人。

再準備一條小毛毯，或一床小被褥，用以靜坐時蓋住下肢，尤其是膝蓋要保暖，很多靜坐的人不注意下肢保暖，導致膝關節疼痛。

中醫學認為，膝為筋之府，筋之會穴陽陵泉亦在膝外側。肝主筋、藏血，肝氣滋養筋，

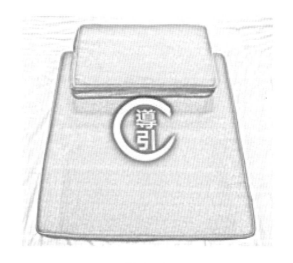

靜坐墊

筋膜得其養經筋才會柔和，氣和體柔則又能生養於心。

　　中醫學所講的心並不是單指心臟，而是指心腦的功能。因此，養筋和易筋同樣重要，冬季還要再準備一件寬鬆的保暖效果好的帶帽披風（如下圖），天氣寒冷時使用。

　　靜室內儘量不要用空調，採用自然室溫比

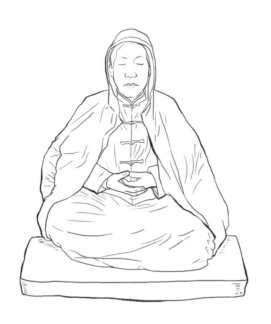

帶帽披風和覆腿毛毯

較好，用墊褥、毛毯、披風等調節溫度，如果
在寒冷的北方，或在炎熱的南方可適當使用溫
度調節器和加濕器，注意若在炎熱的南方切勿
靜坐時赤膊，如果身體在出汗，要及時擦乾，
等汗水止住後再上座。

第三　靜坐前的功課

　　學習靜坐前應先做一些準備功課，如先在家裏開闢一個靜室，準備靜坐墊、蓋毯、披風等物品。接下來對飲食和睡眠等都要做些調整。

1. 調整飲食

　　即不宜吃得太飽，也不能吃得太少，飲食過量和不足都會影響靜坐。

2. 調整睡眠

　　睡眠時間的長短，關鍵在於睡眠的品質，冬季可適當延長睡眠的時間，夏季則可適當減少晚上睡眠時間，如果條件允許可以午休1個小時。

3. 調整形體

調理形體爲靜坐的突破口，靜坐之初應該多一點的時間用在放鬆形體上，可以先做一至二個導引動作（易筋經的預備勢和收勢）或瑜伽等，使筋骨強健和形體柔韌，這些運動都有利於身心安靜。接下來，要做些簡單重複的運動，如慢慢行走，這是一種非常容易幫助入靜的方法，待下肢出現疲勞感後，再堅持慢走10分鐘，靜坐效果會更佳。接著就可以試著靜坐了，建議先採用平時的坐法（見下圖），不要去追求任何感覺，只要能感受到靜就可以了，若能做到這一點已經非常了不起了。

以上三件事只是早期的預習，後面會專門的講述，因爲開始非常重要，如果頭沒有開好，後面就不可能堅持，不能堅持，那也就沒有結果。

這些調整事都宜循序漸進，以後就作爲生

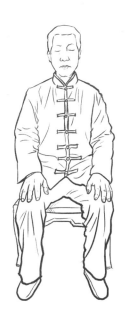

活中的一部分，首先從減少應酬做起，儘量減少在外應酬的時間，手機不要帶進靜室，初學靜坐時先在靜室裏面「發呆」，讓身心鬆弛下來，靜坐是一件非常輕鬆和愉快的事情，因此，不要有任何壓力，當自己給自己放假休息，學靜坐法也不要到處宣講，自己依法靜坐就行了，非常簡單。

第四　靜坐與飲食

　　民以食爲天，人是一定要吃飯（亞洲人的主食是米飯）的，中青年人首先要改掉不良的飲食習慣，如不喝白開水，只飲茶和飲料，喝白開水是給自身補充水份，各種茶水和飲料，雖然主要內容仍然是水份，但其性質已經變了，長期用茶水和飲料當白開水補充，會有問題的。

　　另外，速食文化徹底顛覆了國人胃口，油炸食品、膨化食品、生食等，將脾胃功能降低了。年輕的上班族早餐基本不吃，中餐只是應付，晚餐敞開猛吃，午夜時還要宵夜，這是非常糟糕的飲食習慣，會加速對脾胃的破壞。

要知道脾胃乃後天之本，傷及脾胃後果不堪設想。

【解決方法】

按時吃飯，多飲白開水，就能保護好脾胃。

最近，在中青年人中素食和辟穀比較流行，本來素食對靜坐是有幫助的，可以對治昏沉障礙，因爲多吃葷菜靜坐時易犯昏沉，但是身體本來就很弱，再去素食則會加重昏沉障礙。調整飲食的方法很多，如過午不食、節食、素食、辟穀等，這些方法我都曾實踐過，總結下來還是節食適合普通人。因爲節食之事自己可以作主，又不影響他人，還可以對治昏沉障礙。

關於素食，我是十分讚歎的，但如今之素食已經成爲一種時尚，又和營養學聯繫在一起，一個人選擇吃素，本來是一件很平常的

事,但有些時尚素食者,一吃素就生怕別人不知道其食素,尤其是在共眾聚餐時滔滔不絕地大講食素之功德,給尚未食素者平添了不少煩惱,他自己的一點食素功德也被他講完了。

關於辟穀,前二年也成了一種時尚,一點兒修行基礎都沒有,什麼前行都不做,說不吃飯就不吃飯,忍饑挨餓也算辟穀,弄得內分泌都紊亂了。

還有各種減肥班,提倡不吃米飯,只吃水果、蔬菜,喝橄欖油等,弄得不巧會得「怪病」,針藥難治,這些時尚事兒都是些未證言證的名師所為。

第五　靜坐與睡眠

靜坐並非枯坐在那裏或打瞌睡，靜坐也不是放鬆休息，靜坐是靜止狀態的特殊運動。昏沉是神衰，睡眠則是人的一種本能，也是人類的一種慾望。我們在白天勞力勞心之後，晚間必須要睡眠，用以恢復精力。

睡眠是一種長時間的休息，睡眠一般以八至十小時爲宜，睡眠時間過長，反而會使精神昏昧，對於白天的工作和靜坐是不利的。如果睡眠時間過少，那麼精力還沒有恢復，心神也會不安寧，容易產生疲勞，同樣也是不利於靜坐的。所以睡眠要有規律，不要熬夜，睡眠品質好便可使人白天精力充沛神清氣爽。

一般來說，初習靜坐者每天早上6點開始，可以分幾段靜坐，每段5至20分鐘爲宜，中午飯後走動200步後再靜坐一段，有時間亦可多坐幾段，但每段時間不宜過長，與早上相同爲宜。

晚上10時宜靜坐，不犯昏沉可多坐幾段，11時以後入睡正好進入子時（23點～1點），早上六時以後再起坐，這對初學靜坐的幫助就更大，白天就精力充沛。

第六　靜坐入門

　　初學靜坐須打好基礎，打好身體的基礎非常重要，如果能用三個月至一年的時間練《易筋經》之「易筋十二勢」是在動中求靜，與此同時使筋骨強健，精力充沛，那麼再練習靜坐時就不會出現昏沉的現象。

　　在靜坐中不犯昏沉，身心就愉悅，但是愉悅的境界很容易被散亂的障礙所破壞，心猿意馬，胡思亂想，是由於心不清淨，那麼在靜坐前先練習《洗髓經》，從行、住、坐、臥、睡時下手，將心髓、腦髓洗滌乾淨，能專注一境使心無旁鶩，再習「握固冥心坐」，《易筋經》、《洗髓經》這二步是非常實用的，這樣

打好靜坐的基礎才能漸入佳境。

最近幾年隨著國學熱和養生熱的興起，很多中青年人開始學習靜坐，也有為數不少的中老年人在學習宗教時學習靜坐，由於各自學習靜坐的目的不同，加上每個人的身體差異性，在學習靜坐的初始階段首先會遇到自身的身心障礙，如何克服靜坐時的身心障礙，是我們必須要瞭解的。

其實人生中不學習靜坐也同樣會有相同的身心障礙出現，關鍵是我們是否已經掌握了消除身心障礙的方法。

1. 從繁忙中解脫出來

忙是當今重要障礙之一，作為藉口只要說個忙字即可解脫，誰也不會去追究到底在忙什麼。古人造字很有意思，「忙」的部首是小

心，一邊是亡，其字意是小心亡，即小心死。常常有人抱怨「忙死了」、「忙死了」，後來真的忙死了。

忙死了，現代名曰：過勞死，亦名猝死。猝死的例子很多，為什麼還有這麼多人仍然在忙呢？說是快節奏，其實是與自己過不去，每天弄得精疲力竭透支生命，遇到節假日全家出動長途跋涉去旅遊，人就像一臺高速運轉的機器，愈轉愈快整天忙個不停，突然空閒下來，反而感到不習慣，這成了當下的通病。

據生命科學研究，人在精神好的時候，體內會分泌出一些有益的激素、酶和乙醯膽鹼，這些物質有利於身心健康，能把血液的流量，神經細胞的興奮調節到最佳狀態。相反終日鬱悶憂傷，貪、瞋、癡、慢，就會使這種有益的激素分泌錯亂，內臟器官功能失調，發生胃痙攣，引起血壓升高，造成冠狀動脈閉塞，還特

別容易引起心臟病。

猝死就是心臟突然出現了問題，要預防這類危險，還只有及時靜坐，及時消除身心疲勞一個辦法，我們學習靜坐，會遇到很多障礙，最大的障礙還是自己，一天忙到晚，坐不下來，靜又從何談起？

【解決方法】

重新整理一下自己的生活，將可做可不做的事，不做。可去可不去的地方，不去。可看可不看的影視，不看。可吃可不吃的飲食，不吃。把省出來的時間用在靜坐上。

先在靜室內慢慢走動，或閉著眼睛站一會兒，等到兩腿發痠發脹時，再坐下來，一開始只要坐5至10分鐘即可，靜坐的方法可參照閉目養神靜坐法（見131、139頁）。練習得法以後靜坐時間可慢慢延長，閉目養神靜坐法隨時都可以做，尤其是整天面對著電腦、電視、手

機螢幕的一族。

學習靜坐，可以知曉自己的心是浮躁的、散亂的，當自己意識到需要安靜時，其實已經入門了，就是這麼簡單，這一點非常、非常之重要，自己若能種下一個「靜」的良因，一定會結出一個「定」的善果。

我們知道心靜則氣和，氣和則血順，調和氣血是根本，當心境逐步歸於凝靜時，不但可以袪病強身，而且可以改變性格，性格都能改變，還有什麼不能改變的呢？

2. 上座前後的準備

靜坐前不要喝太多水，把靜室的門關好，調節好窗戶，使室內空氣流通，將家中所養寵物關好，或隔在靜室之外，室內的光線稍微調得暗些，然後先在靜室內慢慢走動，再鬆靜站立10分鐘後，再寬衣解帶上座。

　　如果是在晚上，先用溫水將臉和手、足清洗一下，再寬衣解帶上座。然後再學閉目養神法。

閉目養生法

　　正坐閉目，調勻鼻息。時間不拘長短，以不昏沉爲宜。

　　下坐前，兩手對搓，待手掌發熱後，先熨眼眶，然後睜眼。（如下圖）

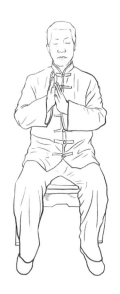

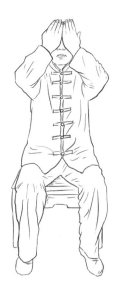

搓掌　　　　　　　　熨目

握固冥心坐

慢慢找到靜坐的感覺，當喜歡單獨靜坐後再開始學習「握固冥心坐」，具體方法見圖1-8。

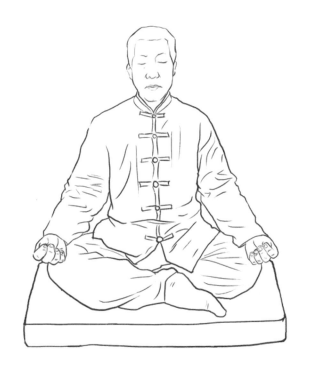

圖1　握固冥心坐

接下來，用手指肚從髮際貼住頭皮向後做乾梳頭（見下圖）20次至30次。

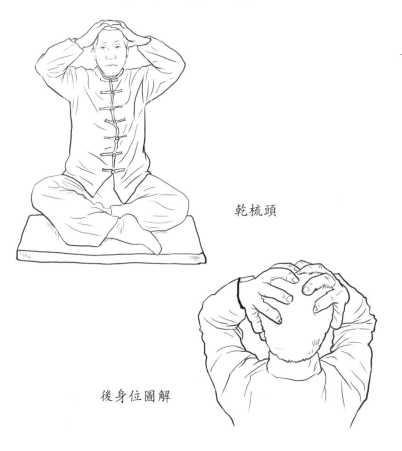

乾梳頭

後身位圖解

圖2　握固冥心坐

　　再依次按摩臉部、頸部、腰眼20次至30次。兩手握固上舉如伸懶腰狀3次（見下圖）。

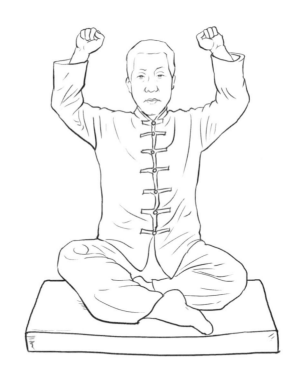

圖3　握固冥心坐

再用兩手搬開兩腿（見下圖），兩腿慢慢伸直。

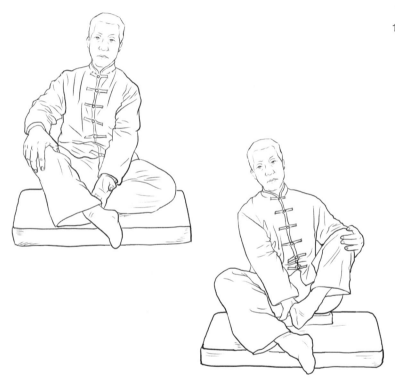

依次放鬆雙腿

圖4、5　握固冥心坐

用手按摩腿部、膝關節、小腿部，然後兩腳趾內收，用兩手去摸腳趾，再放開兩臂向後打開，兩手前伸時呼氣，兩臂展開時吸氣，重複5至7次（見下圖）。

這一導引動作源自床上八段錦，名曰：兩手攀足固腎腰。非常適合生長發育期學生的練習，尤其是暑期做，有利生長發育。

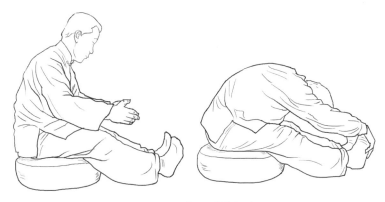

圖6、7　握固冥心坐

以上按摩和導引動作非常重要，下座前每次都必須要做，養成良好的習慣，有益身心健康。

按摩後再下座，慢慢走動，然後下蹲（見下圖），使下肢完全恢復自然。

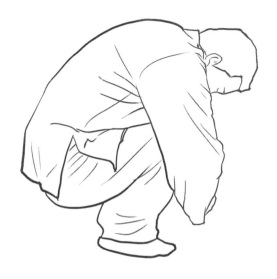

圖8　握固冥心坐

上文中握固冥心坐（圖4、5）所示之法，對保護腰、腿很有效，要堅持做。有很多人靜坐很精進，但疏忽了靜坐前後的按摩與導引，結果傷了腰膝，最後影響靜坐，十分可惜。

3. 靜坐時的身形調整

　　靜坐可以垂腿坐。大多數是盤腿坐，盤腿坐又分爲散盤、單盤和雙盤，初學者建議先練垂腿坐，逐漸再練習散盤、單盤和雙盤，這樣可以克服腿腳麻痛的障礙，如果一上來就單盤或雙盤，腿腳肯定是會麻木和疼痛的，腿腳麻痛並非很快會消失，那麼很容易形成怕上座的心理，這對以後的靜坐是不利的。

　　如果腿腳先天條件非常好，可以很輕而易舉地做到雙盤的人，也要循序漸進，切忌急於求成，年輕的女性最好採用單盤，上世紀八、九十年代曾有報導，有體操和舞蹈功底的人，雙盤時間過長，下肢失去了知覺，對於自己盲修瞎練釀成的後果，醫生也是束手無策的。

　　下面詳細介紹四種坐法的要訣：

（1）垂腿靜坐法

垂腿靜坐法是最適合初學靜坐者的，便於隨時調整脊柱，使自身養成良好的坐姿，尤其對學生的學習有很大的幫助。日本國曾經在學校裏推廣過課前3分鐘超覺靜坐法，對接下來的40分鐘學習有很大的幫助。

具體步驟如下：

取垂腿坐姿，全身放鬆，兩手放在腿上，咬牙，兩眼微閉，舌尖向上腭抵3至5次。待口腔生津後，將津液咽下，然後舌抵上腭，眼珠下視，左視、上視、右視，然後順勢旋轉十至二十圈，將眼下視。然後注意呼吸，先用鼻子慢慢吸氣，再用口慢慢呼氣，數至十息，即可兩掌對搓至發熱後，用兩手掌熨兩眼眶。然後再慢慢睜開眼，當睜開眼睛發現光線比剛閉目時稍暗了一點，說明閉目養神成功。

此法能及時消除疲勞，適合於長期在辦公室工作的人群，也是爲以後學習靜坐打基礎。

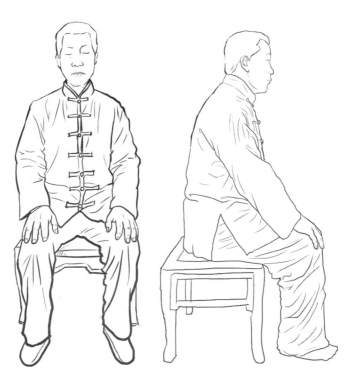

垂腿坐（正身位）　　　　垂腿坐（側身位）

（2）散盤靜坐法

散盤靜坐法的坐姿比較自然，日本國和韓國大多數家庭目前仍然採用散盤坐法，他們將散盤坐融入到生活中。散盤坐最直接的效果是人體重心下降，下肢關節靈活，不易跌倒。

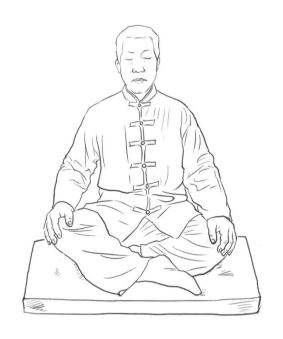

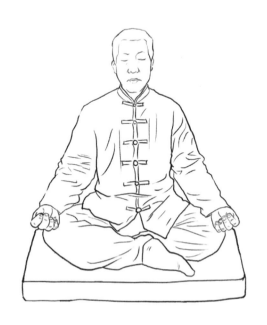

　　散盤靜坐法，具體步驟如下：

　　兩腿自然內收盤坐，兩手握固，先屈拇指，然後握固四指，即握手牢固。

　　兩手握固後，置於兩腿根部。閉目冥心而坐，此法比較適合在睡覺前在床上散盤而坐，大約15分鐘至20分鐘，可提高睡眠品質。早晨起床前，亦可以在床上坐15分鐘左右。

（3）單盤靜坐法

單盤靜坐法，又名半跏坐，有兩種坐法。左腳收回，左腳跟靠近會陰（見下圖），此法亦稱「腳握固」。

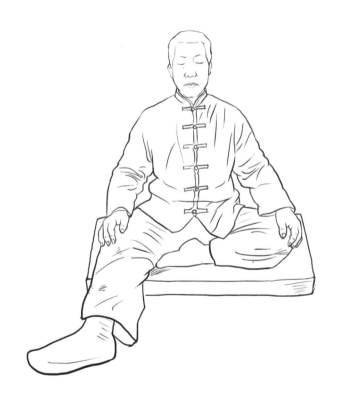

左腳收回放在右腿上，叫吉祥坐。

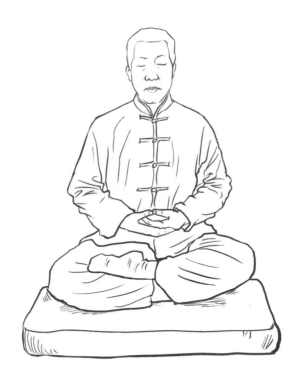

吉祥坐

右腳放在左腿上，叫金剛坐。

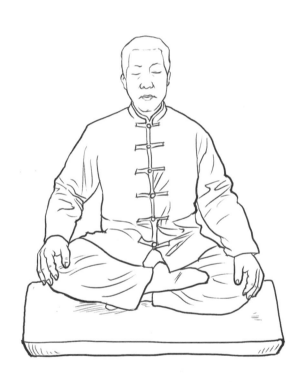

金剛坐

（4）雙盤靜坐法

雙盤靜坐法，又名全跏坐，亦名全趺跏坐。是最爲穩妥的一種坐姿，先把左腳放在右腿上面，足心朝上，然後右腳再放到左腿上，右腳心亦朝上（見下圖）。

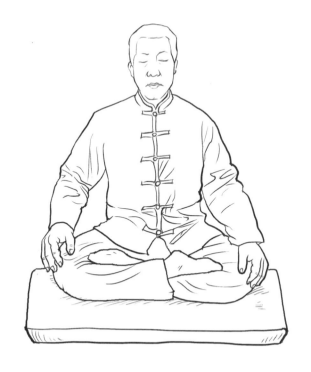

（5）靜坐時脊柱怎麼調？

無論是垂腿坐，還是散盤、單盤、雙盤靜坐，脊柱的調整是非常重要的一步，如果這一步沒有調整好，對以後的靜坐效果會產生很大的影響，因此要注重這一環節，尤其是已經患有腰、胸、頸椎疾病的人更加上要重視坐姿。

具體步驟：上坐身體要正，坐姿端正，脊柱勿曲勿聳，尾椎微微向後推出，腰部要直，上身微微前傾，胸部不要挺直，頭要正，鼻與臍相對，不偏不斜，不低不昂。

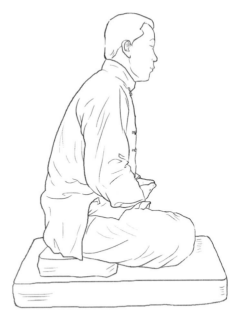

（6）靜坐時手怎麼放？

初學靜坐時兩手可以放在膝蓋上。也可以兩手握固放在腿根部。手的放置形態，叫做結手印，如兩手重疊放在小腹部前，叫結定印。

具體步驟如下：左手在上，右手在下掌心都向上，兩大拇指尖相對接，兩手臂成環狀。

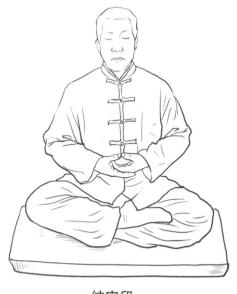

結定印

（7）微動中求靜

靜坐的關鍵在於一個靜字，當今世界的通病是浮躁和焦慮，失敗了是消沉和抑鬱。

所謂亞健康，歸根到底都是由於自己的心不能安靜的緣故，由於心不安，就會導致氣不和，氣不和就會引起種種煩惱和疾病。因此無論學習、工作，做人都要心靜，心靜了學習才有進步，工作才不會出錯，做人也少些煩惱。

我們常常說心平氣和，若要真正做到心平氣和這四個字，心必須要靜，一個人心靜與否，有先天的因素，但後天的練習是必不可少的，靜亦是做人最基本的修養，透過有意識地靜坐，心才會平靜下來，心靜了思慮也清楚了，工作學習效率也會提高，當然對自身的健康也有利。靜坐是人人都可以做到的一種修身養性的實用方法，應該從小就需養成的習慣。

（8）舉舌叩齒法

舉舌，即舌尖上翹，這個動作能生津液，亦能提神。凡靜坐宜先舉舌5至7次，叩齒集神法：待津液生後即叩齒21次。

（9）舉舌咽津法

舉舌法同上，待津液生後，用力咽下，以聽見下嚥聲為度。待熟練後，可先行舉舌，再叩齒，然後再咽津，此法可以重複多次。

（10）數息靜坐法

接上勢後，開始注意自己的呼吸，先呼後吸，呼用口，吸用鼻。一呼一吸，為一息。凡作一息，心裏默念一，一息、一息記數，至7息後轉換成先用鼻吸，再用口呼，然後一息、一息往下數，如果雜念上來，忘記息數，則從

頭再數。數息法是最為簡便的調息，透過調息可以改善血液循環，呼吸與血液有密切關係，呼出碳酸氣，吸進氧氣，古人叫做吐故納新，吸入新鮮氧氣大多供大腦使用，因此靜坐得法就不會犯昏沉。

以上幾種方法為靜坐入門法，是最基本的功夫，比較容易被忽略，因此細化後單獨講解和練習。這些方法都出自《六妙法門》，六法是指數息、隨息、止息，是幫助入靜的法門，觀、還、淨是幫助生起智慧的妙法，六種妙法是解決靜坐時出現的六種障礙的法門。

如靜坐時胡思亂想，散亂障礙生起時可用數息門對治；當靜坐時出現像昏昏欲睡的障礙，可用隨門對治；當靜坐時心急氣粗時，可用止門對治；當靜坐時貪慾生起時，可用觀門對治；當靜坐時出現邪見時，可用還門對治；當靜坐時生瞋恚時，可用淨門對治。

第七　對治靜坐障礙

我們的身心主要有三大障礙，第一大障礙是下肢緊，脊柱鬆。只要一坐定下肢就開始緊張、痠疼、麻木，接下來脊柱往前下方彎曲。第二大障礙是昏沉，頭部感到沉重，低頭往下沉，昏昏沉沉。第三大障礙是散亂，即坐定後開始胡思亂想，莫名其妙，不能自主。

如果想要學靜坐必須要清除這三大障礙，這三大障礙在人生的道路上也是時隱時現，容易疲勞，腰痠背痛。

昏沉者，輕微時人會處於恍恍惚惚，而嚴重時則是昏昏沉沉；散亂者，則無所用心，胡思亂想，嚴重時心不在焉，魂不守舍。尤其是

當人們想要靜下心來做一點事情的時候，散亂和昏沉兩大障礙會接踵而至，以致人生過半，卻一事無成。但是大多數人還是在外部找原因，認為是機遇不光顧他。

對治靜坐帶來的三大障礙，用靜坐法三要素：第一要素是鬆筋骨；第二要素是練呼吸；第三要素是專注一境。若能掌握這三要素，就能體會到靜坐的作用。

昏沉障礙和散亂障礙的出現究其根源與自身的身心健康狀況有關，如出現身體障礙會犯昏沉，犯昏沉的因緣是精神不濟所致，因此古人為了消除人們的昏沉障礙，想了很多解決方法，比較直接和簡單的方法是用冷水沖淋在頭部，使頭腦迅速清醒起來。

菩提達摩則認為，人容易犯昏沉那是由於身體筋骨太弱造成的，只要強健筋骨就可以從根本上消除昏沉障礙。

於是就教弟子們練《易筋經》，由練《易筋經》來強壯筋骨，其訣曰：易筋以堅其體，壯內以助其外。筋骨強健了，昏沉障礙就自然消除了。除了《易筋經》外還有數息法等等，關於消除散亂的障礙，菩提達摩認為是心不清淨所致，於是要弟子們修練《洗髓經》以消除散亂狀態，除此以外還有《袁了凡靜坐要訣》繫緣止等法，用以清淨心靈。

（1）對治腿麻痛

靜坐首先遇到的是生理障礙，即下肢痠疼、麻木難忍，那是由於經筋太緊或離位不順暢所致，不可強行盤腿，先收左腿，左腳後跟抵住會陰，右腿自然散盤於左腿外，待左腿痠麻痛感減緩後，再把右腿搬上壓在左腿上（見下圖）。

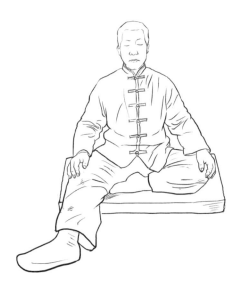

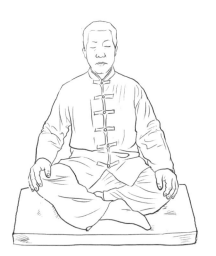

【解決方法】

練習易筋十二勢，或《八段錦》強壯筋骨，透過煉筋骨使筋柔骨壯，別無他途，具體鍛鍊方法可參照《達摩易筋經》，這一套鍛鍊方法。當初菩提達摩就是爲了解決昏沉障而傳授《易筋經》。

注意！有些從未學習過靜坐，但天生腿長筋柔者，不經練習亦可雙趺跏坐，這種狀況初習靜坐時切不可貪戀久坐，否則會傷及經脈，應循序漸進。

（2）體弱多病靜坐障礙

有一部分習練靜坐者，本身就是慢性病患者，久治不癒，久診不決，醫生也無從下手，由於身患種種身心疾病，才去習練靜坐的，應該說是一個很好的選擇，但其最大的障礙就是所患疾病。

從《小止觀・治病第九章》分析，疾病分為三個方面，一是身病，二是心病，三是業病。如身病，亦叫四大不調病、五臟病等，身上所發生的疾病。心病，凡貪、嗔、癡三病會派生出無數的毛病，現代叫心理疾病，都叫做心病。還有先天業障病，指先天的殘障和神經系統疾病等，主要表現為心靈層面的不衛生。

【解決方法】

認真學習《小止觀・治病第九章》，書中除了講解病起因緣外，還有很多具體對治的方法，慢性病患者要多多親近有道德修養的善知識，再配合《易筋經》和《洗髓經》的練習，對疾病的治療和康復大有益處。

關於貪、嗔、癡三病，亦稱三毒，西藏醫學的經典《四部醫典》將人類所有的疾病根源都歸到這三毒上，所謂病由心生也是這個道理。

凡是貪食、貪喝、貪得無厭貪招致的疾病是實症；若貪求不得，勢必生瞋，貪、瞋發展的結果，可以使心蕩氣促，膽驚肝火旺，六脈震動，五臟沸騰，因而氣血耗損，地水火風也都乘虛而入。各種藥食治病在於瀉其有餘，或補其不足，但不能護其根本。

（3）對治昏沉

最好注意鼻端，使心念向上，精神振作，而且有助於調息。一般說來，在晚上靜坐時，由於日間疲勞，容易有昏沉現象，若早晨靜坐，便不會發生。靜坐稍久，妄念較少時，頭腦昏沉，容易磕睡。

（4）對治散亂

注意肚臍，可以治散亂，意念專注肚臍，氣血也會集中在肚臍周圍，係心臍中或臍下，

能使重心下降，有對治浮動的作用。

當靜坐者筋骨強健了，消除了生理上的昏沉障礙後，靜坐時能夠不倚不靠，不昏沉，接下來的障礙是心理的，表現爲莫名其妙地胡思亂想，這種心理現象亦有一個專業名相，叫散亂，這也是人類一個古往今來難以克服的障礙。

於是古德爲我們留下了很多消除散亂障礙的方法，其中傳承較廣的是《洗髓經》和《小止觀》等，《洗髓經》是爲了對治散亂障的一套系統的方法，具體方法可參照《洗髓經》。

（5）數息對治散亂

靜坐時會出現胡思亂想的散亂心理，即刻用數息法對治，即默數自己的呼吸。一呼一吸，叫做一息，在入息時數一，出息時不計數，再入息數二。這樣數至十，中途雜念起，

重新從第一數起。

數息法可消除初學靜坐時最容易發生的昏沉和散亂兩種障礙。

（6）隨息對治散亂

學習數息法純熟後，意念也漸入漸細，可轉爲隨息法，意念隨息出入，心思不會散亂。

第八　靜坐與坐禪

　　《靜坐要訣》講的是靜坐，但其法訣源自禪門，因此講的內容還是坐禪，那麼，到底靜坐與坐禪有什麼區別呢？

　　靜坐是世間法，是以靜為主，而坐禪則是出世間法，以明心見性為目的，求得究竟的安樂。靜坐法應該是凡人都應習之，在當今快節奏的生活中尤為重要，有人提倡慢生活，想法是好的，但是與現實顯然是一對矛盾，而靜則能中和這種普遍存在的浮躁，讓人們在忙亂中安靜下來，就是由於這短暫的靜坐，身心得到了喘息的機會，疲勞得以消除，與此同時良知與潛能也能得到顯現。

　　靜坐的關鍵在於一個「靜」字，採用坐姿比較站立、行走、睡臥更容易安「靜」，體驗「靜」是一件很有意思的事情，靜坐法最初就是為了讓身心都安靜下來。

　　禪門將靜坐叫做「坐禪」，也叫做「禪定」。禪定的種類很多，有四禪（世間禪）、四無量、四空等，但還是世間禪。《袁了凡靜坐要訣》所講的實質是坐禪，以禪定為目標的人，同樣是靜坐，但從外表來看，舉手投足多了一份淡定，他已經將「靜」融入到生活中。後面附錄的袁氏《攝生三要》都和靜坐養生有關供參閱。

　　什麼是坐禪？什麼是禪定？唐代禪宗六祖慧能大師說：

　　「善知識，何明坐禪？此法門中，無障無礙，處於一切善惡境界，心念不起，名為坐，內見自性不動，名為禪。善知識。何明禪定，

外離相爲禪，內不亂爲定。外若著相，內心即
亂，外若離相，心即不亂，本性自淨自定，只
爲見靜思境即亂。若見諸境心不亂者，是真定
也。善知識，外離相即禪，內不亂既定。外禪
內定，是爲禪定。」

　　靜坐是通向禪定的必經之路。

第九　《靜坐要訣》之心法

　　從袁了凡的《靜坐要訣》我們可以知道他是一個注重實修的人，還善於總結，他將高深莫測的坐禪，用通俗的語言，至少當時是這樣，用《靜坐要訣》的形式告訴更多的人，使人們不會望而生畏，會試著去體驗靜坐，一旦入門即受益無窮。

　　《靜坐要訣》是專門講靜坐的一部專著，雖然距今已有400多年之久，由於其來自於實證，一直以來都受到學練靜坐者的關注。

　　《袁了凡靜坐要訣》之心法是「止觀雙運」，止法和觀法尤如一鳥之兩翼，一車之兩輪，缺一不可。

　　止法，繫緣止，繫者，心有所繫，起心動念時，有所依附的事物，是謂緣。

　　觀法，修「白骨觀」是遣欲法：「白骨觀」比較容易進入，據南懷瑾先生說：「白骨觀就是洗髓法。」

　　開始繫於中宮，《易筋經》謂「守中」。中宮位於胸下腹上，靜坐時胸部稍微向前俯，使中宮降下，所謂中宮降下，就是使橫膈膜鬆弛。胸腔內肺與胃之間有橫膈膜，從外部看恰在兩脇間凹下去的地方，俗稱「心窩」。

　　我們初學靜坐時，經常會覺得「心窩」處不暢，而含胸昏沉，那是由於胸膈閉塞不舒所致，這是說明「心窩」沒有下降，這時可用上面所說的方法，繫心中宮使橫膈膜鬆弛，心窩處輕浮而不著力的狀態，待身、息、止和合心窩自能降下，從而得到調適。

第十 靜坐之禁忌

靜坐法雖然是一門很好的養生方法，但是也要掌握一個度，不能因爲靜坐法好就一天到晚去靜坐，因爲長時間的靜坐也會導致身心疲憊，也會引起身心障礙，關鍵是要將一個靜字融入到平時的行、住、臥和生活中去。下面幾條是學習靜坐者特別要注意的。

1. 忌發脾氣，或生氣後靜坐。

2. 忌吃飽飯後，或飲酒後靜坐。

3. 忌席地而坐，忌野外多日坐石，夏日坐木，易召致寒氣、濕氣和邪氣。

4. 忌坐在風口上，或扇下。

5. 房事後不要靜坐，隔1天後再坐。

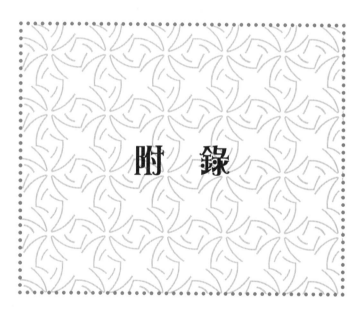

附　錄

《攝生三要》簡介

《攝生三要》是袁了凡的一部養生學專著《祈嗣真詮》中的一個專論精、氣、神的重要章節,古代養生學家認為,養生應始於談婚論嫁之初,健康則應始於懷孕之前。

那麼,怎麼樣才能將養生落實在婚孕之始呢?袁氏提出了養生主要由「聚精」、「養氣」、「存神」三個要素。

古人凡言養生都不離精、氣、神,而對精、氣、神的專論則要數《攝生三要》講得最為透徹,袁氏除了精研儒、釋、道經典外,他一直在實修實證,他指出聚精之法有五:一、寡慾,二、節勞,三、息怒,四、戒酒,五、

慎味。

　而養氣之法在於調息，袁氏對先天氣和後天氣作詳盡的說明，另外還列舉了十餘種人身上的氣。調息一法界乎身心之間，因此善調息者亦有養神之功效。

　存神之法關鍵在於安神，安神之法袁氏也收集了十餘種道家守竅之法，每一法之利弊都清楚表明，還有禪門止觀等存神之法。古人說：「精滿不思淫，氣滿不思食，神足不思睡。」所謂養生之要全在此「聚精」、「養氣」、「存神」三要之中，學養生者不可不知，因《攝生三要》和《靜坐要訣》同爲袁氏所著，故附錄於下供參閱。

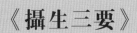

《攝生三要》

明·嘉善　袁黃　坤儀著

一、聚　精

經云:「腎爲藏精之府。」又云:「五臟
各有藏精血,無停泊於其所。」蓋人未交感,
精函於血中,未有形狀,交感之後,慾火動
極,而周身流行之血,至命門而變爲精以泄
焉。故以人所泄之精,貯於器,拌少鹽酒,露
一宿,則復爲血矣。左爲腎,屬水。右爲命
門,屬火。一水一火,一龜一蛇,互爲橐籥。
膀胱爲左腎之腑,三焦有脂膜如掌大,正與膀

胱相對，有二白脈自中而出夾脊，而上貫於
腦。上焦在膻中，內應心。中焦在中脘，內應
脾。下焦在臍下，即腎間動氣。

　　人身之血，散於三焦，晝夜流行，各有常
度。百骸之內，一毛之尖，無弗貫撤者，此血
也，而即精也。至命門化爲精，而輸將以去。
人之盛血，則周身流濫，生子畢肖其父。血微
則形骸有不貫之處，生子不能相肖。血枯則不
能育矣。

　　元精在體，猶木有脂，神倚之如魚得水，
氣依之如霧覆淵，方爲嬰孩也。未知牝牡之合
而峻作，精之至也。純純全全，合於大方。溟
溟清清，合於無淪。十六而真精滿，五臟充
實，始能生子。然自此精既泄之後，則真體已
虧，元形已鑿。惟藉飲食滋生精血，不知持
滿，不能保嗇，所生有限，所耗無窮，未至中
年，五衰盬見，百脈俱枯矣。

是以養生者，務實其精，實精之要，莫如經年獨宿，不得已而為嗣續計，房帷之事，隔月一行，庶乎其可也。

聚精之道，一曰：寡慾，二曰：節勞，三曰：息怒，四曰：戒酒，五曰：慎味。今之談養身者，多言採陰補陽，久戰不泄，此為大謬。腎為精之府，凡男女交接，必擾其腎，腎動精血隨之而流，外雖不泄，精已離宮，即能堅忍者，亦必有真精數點隨陽之痿而溢出，此其驗也。如火之有烟焰，豈能復反於薪者哉。是故貴寡慾精成于血。不獨房室之交，損吾之精，凡日用損血之事，皆當深戒，如目勞於視，則血以視耗；耳勞於聽，則血以聽耗；心勞于思，則血以思耗。

吾隨事而節之，則血得其養，而與日俱積矣，是故貴節勞。

主閉臟者，腎也。司疏火者，肝也。二藏

藏皆有相火，而其系上屬於心，心，君火也。怒則傷肝，而相火動，動則疏泄者用事，而閉藏不得其職，雖不及合，亦暗流而潛耗矣，是故當息怒。

人身之血，各歸其舍則常凝，酒能動血，人飲酒則面赤，手足俱紅，是擾其血而奔馳之也。血氣既衰之人，數月無房事，其精必厚，然使一夜大醉，精隨薄矣。是故宜戒酒。

《內經》云：「精不足者補之以味。」然醲郁之味，不能生精，惟恬淡之味，乃能補精耳。蓋萬物皆有其味，調和勝而真味衰矣。不論腥素，淡煮之得法，自有一段冲和恬澹之氣，益人腸胃。

《洪範》論味，而曰：稼穡作甘。世間之物，惟五穀得味之正。但能淡食穀味，最能養精。又，凡煮粥飯而中有厚汁滾作一團者，此米之精液所聚也，食之最能生精，試之有效。

　　鍊精有訣，全在腎家下手，內腎一竅名「元關」，外腎一竅名「牝戶」。真精未洩，乾體未破，則外腎陽氣至子時而興。人身之氣，與天地之氣，兩相唫合。精洩體破，而吾身陽生之候漸晚，有丑而生者，次則寅而生者，又次則卯而生者，有終不生者，始與天地不相應矣。

　　鍊之之訣，須半夜子時，即披衣起坐，兩手搓極熱，以一手將外腎兜住，以一手掩臍而凝神於內腎，久久習之，而精旺矣。

二、養　氣

　　人得天地之氣以生，必有一段元氣亭毒於受胎之先，道家所謂先天祖氣是也。又有後天之氣，乃呼吸往來，運行充滿於身者，此與先天之氣，同出而異名。先天絪絪縕縕，生於無

形，而後天則有形而可見。先天恍恍惚惚，藏於無象，而後天則有象而可求。其實一物而已，故養氣之學，不可不講。孟子蹶趨動心之說，所宜細玩。

養氣者，行欲徐而穩；立欲定而恭；坐欲端而直；聲欲低而和，種種施為，須端詳閒泰。當於動中習存，應中習定，使此身常在太和元氣中。行之久，自有聖賢前輩氣象。

舉扇便有風，為滿天地間皆是氣也。《孟子》曰：「塞乎天地之間，誠然誠然。」故人在氣中，如魚在水中。氣以養人之形而人不知，水以養魚之形而魚不覺。

養氣者，須從調息起手。禪家謂：息有四種。凡鼻息往來有聲者，此屬風也，非息也，守風則散。雖無聲而鼻中澀滯，此喘也，非息也，守喘則結。不聲不滯而往來有跡者，此氣也，非息也，守氣則勞。所謂息者，乃不出不

入之義。朱子《調息銘》云:「靜極而噓,如春沼魚,動極而吸,如百蟲蟄。」春魚得氣而動,其動極微。寒蟲含氣而蟄,其蟄無朕。

調息者,須似緜緜密密,幽幽微微,呼則百骸萬竅氣隨以出,吸則百骸萬竅氣隨以入。調之不廢,真氣從生,誠要訣也。

人身之氣,各有部分。身中有行氣、橫起氣、諸節氣、百脈氣、筋氣、力氣、骨間氣、腰氣、脊氣、上氣、下氣,如此諸氣,位各有定,不可相亂。亂則賊,大則顛狂廢絕,小則虛實相陵,虛則癢,實則痛,疾病之生,皆由於昔此。韓飛霞遇異人於黃鶴樓,授以一藥,通治萬病,投之立效,以香附子為君,佐以黃連而已。蓋人氣失其平,則為疾。故用香附理氣,其時火運,故以黃連佐之。此非深達造化者哉。

養身者,毋令身中之氣,有所違諍,如行

久欲坐，此從動入止也。將就坐時，先徐行數
步，稍申其氣，漸放身體，止氣稍來，動氣稍
去，從此而坐，則粗不忤細矣。如坐久欲行，
此從止出動也。必稍動其身，或申手足，如按
摩狀，然後徐行。不然，細氣在身，與粗氣相
忤矣。其餘種種，依此推之，習閉氣而吞之，
名曰：胎息，嗽舌下泉咽之，名曰：胎食。春
食朝霞者，日始出赤氣也。秋食淪漢者，日沒
後赤黃氣也。冬食流瀣者，北方夜半氣也。夏
食三陽者，南方日中氣也。勤而行之，可以辟
穀，余試之良驗。

　　人在胎中，不以口鼻呼吸，惟臍帶繫於母
之任脈，任脈通於肺，肺通於鼻，故母呼亦
呼，母吸亦吸，其氣皆於臍上往來。天台謂：
識神托生之始與精血合，根在於臍，是以人生
時惟臍相連。

　　初學調息須想其氣，出從臍出，入從臍

滅。調得極細，然後不用口鼻，但以臍呼吸如在胞胎中，故曰：胎息。

初閉一口，以臍呼吸，數之至八十一，或一百二十乃以口吐氣出之，當令極細，以鴻毛著於口鼻之上，吐氣而鴻毛不動爲度，漸習漸增，數之久可至千，則老者更少，日還一日矣。葛仙翁每盛暑輒入深淵之底，一日許乃出，以其能閉氣胎息耳。但知閉氣，不知胎息，無益也。

人之氣，吹之則涼，呵之則溫，溫涼變於吹呵之間，是故夏可使冷也，冬可使熱也。行氣者，可以入瘟疫，可以禁蛇虎，可以居水中，可以行水上，可以噓水使之逆流千里。氣之變化無窮，總由養之得其道耳。

氣欲柔，不欲強。欲順不欲逆，欲定不欲亂，欲聚不欲散，故道家最忌嗔，嗔心一發，則氣強而不柔，逆而不順，亂而不定，散而不

聚矣。若強閉之，則令人發咳，故道者須如光風霽月，景星慶雲，無一毫乖戾之氣，而後可行功。

又，食生菜肥鮮之物，亦令人氣強難閉，食非時動氣之物，亦令人氣逆。

又，多思氣亂，多言氣散，皆當深戒。

三、存　神

聚精在於養氣，養氣在於存神、神之於氣，猶母之於子也。故神凝則氣聚，神散則氣消。若寶惜精氣而不知存神是茹其華，而忘其根矣。然神豈有形象之可求哉。《孟子》曰：「聖而不可知之之謂神。」乃不可致思，無所言說者也。如作文不可廢思，而文之奇妙者，往往得於不思之境，神所啓也。符錄家每舉筆，第一點要在念頭未起之先，謂之混沌開

基，神所運也。感人以有心者常淺，而無心所感者常深，神所中也。是故老人之心不靈，而赤子之心常靈。惺時之謀不靈，而昧時之夢常靈，皆神之所爲也。《易》曰：「天下何思，何慮，此神之真境也。」聖人不思不勉，此神之實事也。不到此際，總不能移易天命。識者慎之。

道宗觀妙觀竅，總是聚念之方，非存神之道。然攀緣既熟，念慮難忘，只得從此用功，漸入佳境。

有存神泥丸一竅者，謂神居最上頂，貫百脈，存之可以後出有入無，神遊八極而失則使人善眩暈。

有存眉間一竅者，謂無位真人在面門出入，存之可以收攝圓光，失則使人火浮而面赤。

有存上腭者，謂齒縫元珠，三關齊透，存

之可以通貫鵲橋，任督飛渡，而失則使人精不歸源。

有存心中正穴者，謂百骸萬竅總通於心，存之可以養神攝念，鬚髮常玄，而失則使人周而不暢。

有存心下寸許皮肉際者，謂衛氣起於上焦，行下脈外，生身所奉，莫貴於此，存之可以倏忽圓運，祛痰去垢，而失則使人衛勝榮弱，或生瘡癤。

有存心下臍上者，謂脾宮正位，四象相從，存之可以實中通理，而失則使人善食而易饑。

有存臍內者，謂命蒂所系，呼吸所通，存之可以養育元神，厚腸開竅，而失則使人氣沉滯。

有存下丹田，謂氣歸元海，藥在坤鄉，存之可以鼓動元陽，回精入目，而失則使人陽易

興而妄洩。

　有存外腎一竅，以目觀陽事者，謂心腎相交，其機在目，存之取坎填離，而失則使人精液妄行。大都隨守一竅，皆可收心。苟失其宜，必有禍患，惟守而無守，不取不離，斯無弊耳。《老子》曰：「緜緜若存。」謂之曰：存，則常在矣。謂之曰：若，則非存也。故道家宗旨，以空洞無涯爲元竅，以知而不守爲法，以一念不起爲功夫，檢盡萬卷丹經，有能出此者乎。

　禪門止觀，乃存神要訣，一曰：繫緣守境止，如上繫心一處是也。二曰：制心止，不復繫心一處，但覺念動，隨而止之，所謂不怕念起，惟怕覺遲者也。三曰：體真止，俗緣萬殊，真心不動，一切順逆等境，心不矣緣，蓋體真而往也。

　觀法多門，《華嚴經》事法界觀，謂常觀

一切染淨諸法，皆如夢幻。此能觀智，亦如夢幻，一切眾生，從無始來，執諸法爲實有，致使起惑造業，循環六道，若常想一切名利怨親，三界六道，全體不實，皆如夢幻，則欲惡自然淡泊，悲智自然增明，亦名諸法如夢幻觀。

又，理法界觀，於中復有三門，一者，常觀，徧法界惟是一味清淨真如，本無差別事相。此能觀智，亦是一味清淨真如。二者，若念起時，但起覺心，即此覺心，便名爲觀。此雖覺心，本無起覺之相。三者，擬心即差，動念便乖，但棲心無寄，理自元會，亦名真如絕相觀。

又，事理無礙觀，謂常觀一切染淨事法，緣生無性，全是真理，真理全是染淨事法。如觀波全是濕，濕全是波。故《起信論》云：「雖念諸法，自性不生。」而復即念因緣和

合，善惡之業，苦樂等報，不失不壞。雖念因緣善惡業，而即念性不可得。天台有假、空、中三觀，大率類此。或單修一觀，或漸次全修，或一時齊修，皆可以入道也。

後　記

　　數易其稿的《袁了凡靜坐要訣》終於成文，雖仍不甚滿意，但想表達的意思還是基本體現出來了。回想起來，整理袁了凡先生的《靜坐要訣》原著倒並沒有費多少功夫，因爲原來的藍本是採用民國時期的校刊影印本，業已斷句，加之平時常常閱讀，倒也了然於胸。

　　主要是《傳承與心得》章節比較難寫，一來「靜坐」不同於《易筋經》和《洗髓經》，靜坐時的感悟真的很難用文字和語言來表述。再者自己的根器較差，難以盡言其妙。皆因《靜坐要訣》與《易筋經》、《洗髓經》是次第相續、一脈相承的，是消除身、心、靈障礙

的良方，乃修行之基礎，故此一併成文呈現大家，才有了這套圖書。

　　爲了更好更全面的概括《靜坐要訣》，在整理過程中參閱了《摩訶止觀》和《摩訶止觀輔行》、《金光明經》、《小止觀》、《六妙法門》等經典。又將余對於靜坐的一些拙知拙見附錄於後，供同好指正。

　　我常說，現在的生活比以前好的多，但真正開心的人似乎並不多，就其原因出在身心不調上，或四大不調、或內心諸多煩惱，而生理和心理又會互相影響，如此則雖處佳境卻難生歡喜心。靜坐一法是調攝四大和開啓智慧的上妙法門。無論男女老少皆可習之。

　　對於年老體弱者而言，靜坐以對治疾病法在《小止觀》和《靜坐要訣》中都有專門的篇幅，如何調四大及五臟病，如何對治身、心、靈疾病，如何消除業障病，如何消除修行中的

魔障等，都有很詳盡的對治方法。

　　對於年富力強者而言，靜坐是養氣的功夫，靜坐得法能修身養性，提升個人氣質、修養。

　　對於處於婚孕期的年輕人，我一再告誡他們，養生始於婚孕，值此時機，好好學些養生健身的方法，認真的加以實踐，不但自身受益，更能惠及子孫後代。

　　時值《袁了凡靜坐要訣》付梓之際，首先要感謝臺灣大展出版社蔡森明社長對《易筋》、《洗髓》、《靜坐》系列導引養生書籍的熱心和支持，蔡森明先生為中醫導引學和中國傳統養生文化的現代社會科學普及工作起到了積極的推動作用。大展出版社的列位同仁一如既往的以專業的眼光和嚴謹的態度為書籍文稿進行了細緻的編輯工作，本書責任編輯孟甫先生更是將余之習慣用語改為臺灣讀者所熟悉之詞

彙，特此表示感謝。石卿也為系列書籍的文字、圖片、影像做了大量基礎工作，在此一併感謝。

回想2009年至今，四年的時間裏，《達摩易筋經》、《達摩洗髓經》、《袁了凡靜坐要訣》得到了社會各界的支援和認可，限於篇幅不能一一提及，在此一併感謝。

由於版式所限，書中各處未能展開討論的內容及讀者們來信、來電、來訪所關心和諮詢的問題。將留待《解讀系列》一併展開討論，期待得到各位專家及同仁的指正。

嚴蔚冰　辛卯年大雪
寫於上海科學會堂導引醫學研究所

note

袁了凡靜坐要訣

著　　者｜明·袁黃
整　　理｜嚴蔚冰

發 行 人｜蔡森明
出 版 者｜大展出版社有限公司
社　　址｜台北市北投區（石牌）致遠一路2段12巷1號
電　　話｜(02)28236031・28236033・28233123
傳　　真｜(02)28272069
郵政劃撥｜01669551
網　　址｜www.dah-jaan.com.tw
電子郵件｜service@dah-jaan.com.tw
登 記 證｜局版臺業字第2171號

承 印 者｜傳興印刷有限公司
裝　　訂｜眾友企業公司
排 版 者｜弘益電腦排版有限公司
初版1刷｜2013年1月
初版3刷｜2017年1月

定　　價｜200元

國家圖書館出版品預行編目 (CIP) 資料

袁了凡靜坐要訣/(明)袁黃著;嚴蔚冰整理.
—初版—臺北市,大展出版社有限公司,2013.01
面;21公分—(養生保健;49)
ISBN 978-957-468-923-1 (平裝)
1.CST: 靜坐
411.15　　　　　　　　　　　101022956